U0334923

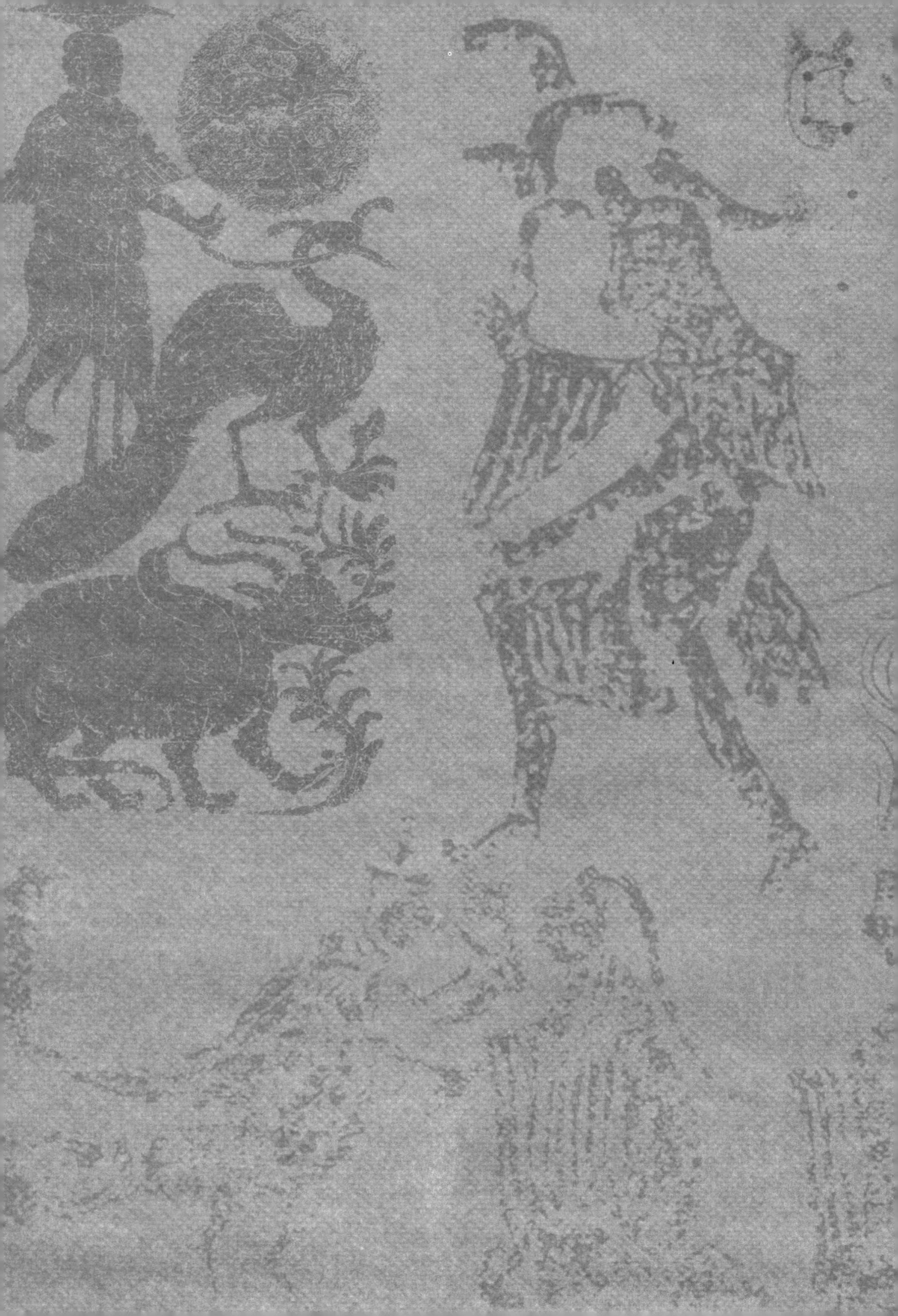

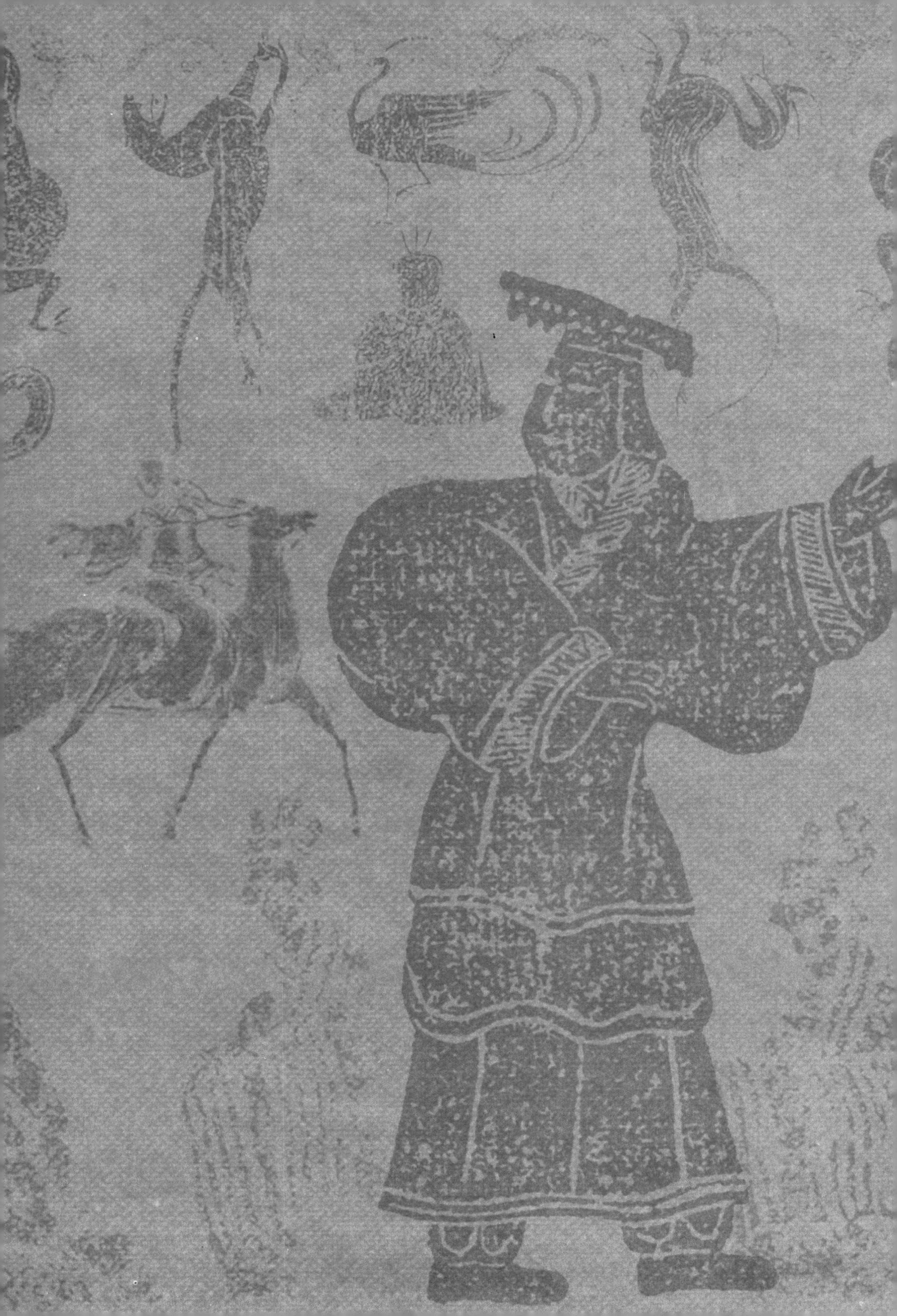

中国古医籍整理丛书

内科摘录

清·文晟　撰

衣兰杰　周　蓉　校注

中国中医药出版社

·北　京·

图书在版编目（CIP）数据

内科摘录／（清）文晟撰；衣兰杰，周蓉校注．—北京：中国中医药出版社，2016.11

（中国古医籍整理丛书）

ISBN 978－7－5132－3656－0

Ⅰ.①内… Ⅱ.①文… ②衣… ③周… Ⅲ.①中医内科学—中国—清代 Ⅳ.①R25

中国版本图书馆CIP数据核字（2016）第225575号

中国中医药出版社出版

北京市朝阳区北三环东路28号易亨大厦16层

邮政编码 100013

传真 010 64405750

保定市中画美凯印刷有限公司印刷

各地新华书店经销

*

开本710×1000 1/16 印张20 字数111千字

2016年11月第1版 2016年11月第1次印刷

书 号 ISBN 978－7－5132－3656－0

*

定价 58.00元

网址 www.cptcm.com

社长热线 010 64405720

购书热线 010 64065415 010 64065413

微信服务号 zgzyycbs

书店网址 csln.net/qksd/

官方微博 http://e.weibo.com/cptcm

淘宝天猫网址 http://zgzyycbs.tmall.com

国家中医药管理局
中医药古籍保护与利用能力建设项目
组织工作委员会

主 任 委 员 王国强

副 主 任 委 员 王志勇 李大宁

执行主任委员 曹洪欣 苏钢强 王国辰 欧阳兵

执行副主任委员 李 昱 武 东 李秀明 张成博

委 员

各省市项目组分管领导和主要专家

（山东省）武继彪 欧阳兵 张成博 贾青顺

（江苏省）吴勉华 周仲瑛 段金廒 胡 烈

（上海市）张怀琼 季 光 严世芸 段逸山

（福建省）阮诗玮 陈立典 李灿东 纪立金

（浙江省）徐伟伟 范永升 柴可群 盛增秀

（陕西省）黄立勋 呼 燕 魏少阳 苏荣彪

（河南省）夏祖昌 刘文第 韩新峰 许敬生

（辽宁省）杨关林 康廷国 石 岩 李德新

（四川省）杨殿兴 梁繁荣 余曙光 张 毅

各项目组负责人

王振国（山东省） 王旭东（江苏省） 张如青（上海市）

李灿东（福建省） 陈勇毅（浙江省） 焦振廉（陕西省）

蔡永敏（河南省） 鞠宝兆（辽宁省） 和中浚（四川省）

项目专家组

顾　问　马继兴　张灿玾　李经纬

组　长　余瀛鳌

成　员　李致忠　钱超尘　段逸山　严世芸　鲁兆麟
郑金生　林端宜　欧阳兵　高文柱　柳长华
王振国　王旭东　崔　蒙　严季澜　黄龙祥
陈勇毅　张志清

项目办公室（组织工作委员会办公室）

主　任　王振国　王思成

副主任　王振宇　刘群峰　陈榕虎　杨振宁　朱毓梅
刘更生　华中健

成　员　陈丽娜　邱　岳　王　庆　王　鹏　王春燕
郭瑞华　宋咏梅　周　扬　范　磊　张永泰
罗海鹰　王　爽　王　捷　贺晓路　熊智波

秘　书　张丰聪

前言

中医药古籍是传承中华优秀文化的重要载体，也是中医学传承数千年的知识宝库，凝聚着中华民族特有的精神价值、思维方法、生命理论和医疗经验，不仅对于传承中医学术具有重要的历史价值，更是现代中医药科技创新和学术进步的源头和根基。保护和利用好中医药古籍，是弘扬中国优秀传统文化、传承中医学术的必由之路，事关中医药事业发展全局。

1949年以来，在政府的大力支持和推动下，开展了系统的中医药古籍整理研究。1958年，国务院科学规划委员会古籍整理出版规划小组在北京成立，负责指导全国的古籍整理出版工作。1982年，国务院古籍整理出版规划小组召开全国古籍整理出版规划会议，制定了《古籍整理出版规划（1982—1990）》，卫生部先后下达了两批200余种中医古籍整理任务，掀起了中医古籍整理研究的新高潮，对中医文化与学术的弘扬、传承和发展，发挥了极其重要的作用，产生了不可估量的深远影响。

2007年《国务院办公厅关于进一步加强古籍保护工作的意见》明确提出进一步加强古籍整理、出版和研究利用，以及

“保护为主、抢救第一、合理利用、加强管理”的方针。2009年《国务院关于扶持和促进中医药事业发展的若干意见》指出，要“开展中医药古籍普查登记，建立综合信息数据库和珍贵古籍名录，加强整理、出版、研究和利用”。《中医药创新发展规划纲要（2006—2020）》强调继承与创新并重，推动中医药传承与创新发展。

2003~2010年，国家财政多次立项支持中国中医科学院开展针对性中医药古籍抢救保护工作，在中国中医科学院图书馆设立全国唯一的行业古籍保护中心，影印抢救濒危珍本、孤本中医古籍1640余种；整理发布《中国中医古籍总目》；遴选351种孤本收入《中医古籍孤本大全》影印出版；开展了海外中医古籍目录调研和孤本回归工作，收集了11个国家和2个地区137个图书馆的240余种书目，基本摸清流失海外的中医古籍现状，确定国内失传的中医药古籍共有220种，复制出版海外所藏中医药古籍133种。2010年，国家财政部、国家中医药管理局设立“中医药古籍保护与利用能力建设项目”，资助整理400余种中医药古籍，并着眼于加强中医药古籍保护和研究机构建设，培养中医古籍整理研究的后备人才，全面提高中医药古籍保护与利用能力。

在此，国家中医药管理局成立了中医药古籍保护和利用专家组和项目办公室，专家组负责项目指导、咨询、质量把关，项目办公室负责实施过程的统筹协调。专家组成员对古籍整理研究具有丰富的经验，有的专家从事古籍整理研究长达70余年，深知中医药古籍整理研究的重要性、艰巨性与复杂性，履行职责认真务实。专家组从书目确定、版本选择、点校、注释等各方面，为项目实施提供了强有力的专业指导。老一辈专家的学术水平和智慧，是项目成功的重要保证。项目承担单位山东中医药大学、南京中医药大学、上海中医药大学、福建中医药大学、浙江省中医药研究院、陕西省中医药研究院、河南省中医药研究院、辽宁中医药大学、成都中医药大学及所在省市中医药管理部门精心组织，充分发挥区域间互补协作的优势，并得到承担项目出版工作的中国中医药出版社大力配合，全面推进中医药古籍保护与利用网络体系的构建和人才队伍建设，使一批有志于中医学术传承与古籍整理工作的人才凝聚在一起，研究队伍日益壮大，研究水平不断提高。

本着“抢救、保护、发掘、利用”的理念，该项目重点选择近60年未曾出版的重要古医籍，综合考虑所选古籍的保护价值、学术价值和实用价值。400余种中医药古籍涵盖了医经、基础理论、诊法、伤寒金匮、温病、本草、方书、内科、外科、女科、儿科、伤科、眼科、咽喉口齿、针灸推拿、养生、医案医话医论、医史、临证综合等门类，跨越唐、宋、金元、明以迄清末。全部古籍均按照项目办公室组织完成的行业标准《中医古籍整理规范》及《中医药古籍整理细则》进行整理校注，绝大多数中医药古籍是第一次校注出版，一批孤本、稿本、抄本更是首次整理面世。对一些重要学术问题的研究成果，则集中收录于各书的“校注说明”或“校注后记”中。

“既出书又出人”是本项目追求的目标。近年来，中医药古籍整理工作形势严峻，老一辈逐渐退出，新一代普遍存在整理研究古籍的经验不足、专业思想不坚定等问题，使中医古籍整理面临人才流失严重、青黄不接的局面。通过本项目实施，搭建平台，完善机制，培养队伍，提升能力，经过近5年的建设，锻炼了一批优秀人才，老中青三代齐聚一堂，有效地稳定了研究队伍，为中医药古籍整理工作的开展和中医文化与学术的传承提供必备的知识和人才储备。

本项目的实施与《中国古医籍整理丛书》的出版，对于加强中医药古籍文献研究队伍建设、建立古籍研究平台，提高古籍整理水平均具有积极的推动作用，对弘扬我国优秀传统文化，推进中医药继承创新，进一步发挥中医药服务民众的养生保健与防病治病作用将产生深远影响。

第九届、第十届全国人大常委会副委员长许嘉璐先生，国家卫生计生委副主任、国家中医药管理局局长、中华中医药学会会长王国强先生，我国著名医史文献专家、中国中医科学院马继兴先生在百忙之中为丛书作序，我们深表敬意和感谢。

由于参与校注整理工作的人员较多，水平不一，诸多方面尚未臻完善，希望专家、读者不吝赐教。

国家中医药管理局中医药古籍保护与利用能力建设项目办公室

二〇一四年十二月

许序

“中医”之名立，迄今不逾百年，所以冠以“中”字者，以别于“洋”与“西”也。慎思之，明辨之，斯名之出，无奈耳，或亦时人不甘泯没而特标其犹在之举也。

前此，祖传医术（今世方称为“学”）绵延数千载，救民无数；华夏屡遭时疫，皆仰之以度困厄。中华民族之未如印第安遭染殖民者所携疾病而族灭者，中医之功也。

医兴则国兴，国强则医强。百年运衰，岂但国土肢解，五千年文明亦不得全，非遭泯灭，即蒙冤扭曲。西方医学以其捷便速效，始则为传教之利器，继则以“科学”之冕畅行于中华。中医虽为内外所夹击，斥之为蒙昧，为伪医，然四亿同胞衣食不保，得获西医之益者甚寡，中医犹为人民之所赖。虽然，中国医学日益陵替，乃不可免，势使之然也。呜呼！覆巢之下安有完卵？

嗣后，国家新生，中医旋即得以重振，与西医并举，探寻结合之路。今也，中华诸多文化，自民俗、礼仪、工艺、戏曲、历史、文学，以至伦理、信仰，皆渐复起，中国医学之兴乃属必然。

迄今中医犹为国家医疗系统之辅，城市尤甚。何哉？盖一则西医赖声、光、电技术而于20世纪发展极速，中医则难见其进。二则国人惊羡西医之“立竿见影”，遂以为其事事胜于中医。然西医已自觉将入绝境：其若干医法正负效应相若，甚或负远逾于正；研究医理者，渐知人乃一整体，心、身非如中世纪所认定为二对立物，且人体亦非宇宙之中心，仅为其一小单位，与宇宙万象万物息息相关。认识至此，其已向中国医学之理念“靠拢”矣，虽彼未必知中国医学何如也。唯其不知中国医理何如，纯由其实践而有所悟，益以证中国之认识人体不为伪，亦不为玄虚。然国人知此趋向者，几人？

国医欲再现宋明清高峰，成国中主流医学，则一须继承，一须创新。继承则必深研原典，激清汰浊，复吸纳西医及我藏、蒙、维、回、苗、彝诸民族医术之精华；创新之道，在于今之科技，既用其器，亦参照其道，反思己之医理，审问之，笃行之，深化之，普及之，于普及中认知人体及环境古今之异，以建成当代国医理论。欲达于斯境，或需百年欤？予恐西医既已醒悟，若加力吸收中医精粹，促中医西医深度结合，形成21世纪之新医学，届时“制高点”将在何方？国人于此转折之机，能不忧虑而奋力乎？

予所谓深研之原典，非指一二习见之书、千古权威之作；就医界整体言之，所传所承自应为医籍之全部。盖后世名医所著，乃其秉诸前人所述，总结终生行医用药经验所得，自当已成今世、后世之要籍。

盛世修典，信然。盖典籍得修，方可言传言承。虽前此50余载已启医籍整理、出版之役，惜旋即中辍。阅20载再兴整理、出版之潮，世所罕见之要籍千余部陆续问世，洋洋大观。

今复有“中医药古籍保护与利用能力建设”之工程，集九省市专家，历经五载，董理出版自唐迄清医籍，都400余种，凡中医之基础医理、伤寒、温病及各科诊治、医案医话、推拿本草，俱涵盖之。

噫！璐既知此，能不胜其悦乎？汇集刻印医籍，自古有之，然孰与今世之盛且精也！自今而后，中国医家及患者，得览斯典，当于前人益敬而畏之矣。中华民族之屡经灾难而益蕃，乃至未来之永续，端赖之也，自今以往岂可不后出转精乎？典籍既蜂出矣，余则有望于来者。

谨序。

第九届、十届全国人大常委会副委员长

許嘉璐

二〇一四年冬

王序

中医学是中华民族在长期生产生活实践中，在与疾病作斗争中逐步形成并不断丰富发展的医学科学，是中国古代科学的瑰宝，为中华民族的繁衍昌盛作出了巨大贡献，对世界文明进步产生了积极影响。时至今日，中医学作为我国医学的特色和重要医药卫生资源，与西医学相互补充、相互促进、协调发展，共同担负着维护和促进人民健康的任务，已成为我国医药卫生事业的重要特征和显著优势。

中医药古籍在存世的中华古籍中占有相当重要的比重，不仅是中医学术传承数千年最为重要的知识载体，也是中医为中华民族繁衍昌盛发挥重要作用的历史见证。中医药典籍不仅承载着中医的学术经验，而且蕴含着中华民族优秀的思想文化，凝聚着中华民族的聪明智慧，是祖先留给我们的宝贵物质财富和精神财富。加强对中医药古籍的保护与利用，既是中医学发展的需要，也是传承中华文化的迫切要求，更是历史赋予我们的责任。

2010 年，国家中医药管理局启动了中医药古籍保护与利用能力建设项目。这既是传承中医药的重要工程，也是弘扬优秀民族文化的重要举措，不仅能够全面推进中医药的有效继承和创新发展，为维护人民健康做出贡献，也能够彰显中华民族的璀璨文化，为实现中华民族伟大复兴的中国梦作出贡献。

相信这项工作一定能造福当今，嘉惠后世，福泽绵长。

国家卫生和计划生育委员会副主任

国家中医药管理局局长

中华中医药学会会长

王国强

二〇一四年十二月

马序

新中国成立以来，党和国家高度重视中医药事业发展，重视古籍的保护、整理和研究工作。自1958年始，国务院先后成立了三届古籍整理出版规划小组，分别由齐燕铭、李一氓、匡亚明担任组长，主持制订了《整理和出版古籍十年规划（1962—1972）》《古籍整理出版规划（1982—1990）》《中国古籍整理出版十年规划和“八五”计划（1991—2000）》等，而第三次规划中医药古籍整理即纳入其中。1982年9月，卫生部下发《1982—1990年中医古籍整理出版规划》，1983年1月，中医古籍整理出版办公室正式成立，保证了中医古籍整理出版规划的实施。2002年2月，《国家古籍整理出版“十五”（2001—2005）重点规划》经新闻出版署和全国古籍整理出版规划领导小组批准，颁布实施。其后，又陆续制定了国家古籍整理出版“十一五”和“十二五”重点规划。国家财政多次立项支持中国中医科学院开展针对性中医药古籍抢救保护工作，文化部在中国中医科学院图书馆专门设立全国唯一的行业古籍保护中心，国家先后投入中医药古籍保护专项经费超过3000万元，影印抢救濒危珍、善、孤本中医古籍1640余种，开展了海外中医古籍目录调研和孤本回归工作。2010年，国家财政部、国家中医药管理局安排国家公共卫生专项资金，设立了“中医药古籍保护与利用能力建设项目”，这是继1982~1986年第一批、第二批重要中医药古籍整理之后的又一次大规模古籍整理工程，重点整理新中国成立后未曾出版的重要古籍，目标是形成并普及规范的通行本、传世本。

为保证项目的顺利实施，项目组特别成立了专家组，承担咨询和技术指导，以及古籍出版之前的审定工作。专家组中的许多成员虽逾古稀之年，但老骥伏枥，孜孜不倦，不仅对项目进行宏观指导和质量把关，更重要的是通过古籍整理，以老带新，言传身教，培养一批中医药古籍整理研究的后备人才，促进了中医药古籍保护和研究机构建设，全面提升了我国中医药古籍保护与利用能力。

作为项目组顾问之一，我深感中医药古籍保护、抢救与整理工作的重要性和紧迫性，也深知传承中医药古籍整理经验任重而道远。令人欣慰的是，在项目实施过程中，我看到了老中青三代的紧密衔接，看到了大家的坚持和努力，看到了年轻一代的成长。相信中医药古籍整理工作的将来会越来越好，中医药学的发展会越来越好。

欣喜之余，以是为序。

中国中医科学院研究员

马继兴

二〇一四年十二月

校注说明

《内科摘录》4 卷，清·文晟撰，成书于清道光三十年(1850)。

文晟（？—1859），字叔来，谥号壮烈。江西萍乡县城花庙前人，清代词人文廷式的祖父。清嘉庆二十四年（1819）举人；咸丰三年（1853），文晟以“广东第一等清官”被授予惠州知府；咸丰九年（1859），太平天国军攻克惠州，文晟率军巷战数日，浴血奋战，最终壮烈牺牲，被清廷追封为壮烈公。文晟“性耽书史，簿书之暇，手不释卷”，精于岐黄之术，尤其致力于医学普及与医书的校刊，有《内科摘录》《外科摘录》等刊行于世。

据《中国中医古籍总目》和《全国中医图书联合目录》记载，本书现存版本较多，经过版本梳理，本次整理以现存较早的清同治四年（1865）萍乡文氏延庆堂刻本（以下简称“同治本”）为底本，清光绪十一年（1885）京江文成堂《医学十种汇编》刻本（以下简称“光绪本”）为主校本。兹就本次校注有关问题说明如下：

1. 采用简体横排形式，并对原书进行标点。

2. 按文中标题及实际内容重新辑出目录并置于正文之前。

3. 原书中表示上文的“右”统一改为“上”。

4. 原书中作者眉批，联系上下文意，一律用中括号加小一号字插入段落的相应位置之中。若眉批文字为注解方名，与正文内容重复者，直接删去，不再出校说明。

5. 原书每卷卷前有“萍乡文晟叔来辑，男星瑞重校刊，星（昭辉）校”字样，今一并删去。

6. 原书中的异体字、古字、俗写字，统一以规范简化字律齐，不出校。通假字一律保留，并出校说明。

7. 凡原书中较为明显的错别字，径改，不出校；其他错误，理据充分者直接更改并出校注。

8. 对出现的难字、冷僻字词，均于首见时加以注释。

9. 底本与校本文字不同，但二者义皆可通，校本有参考价值者，则原文不动，在校记中说明互异之处，提出可参或提示何说义胜。

自　序

余素不知医，又膺多疾，每查取古人成方，试之辄效。中年筮仕①，幸增强健，因采内外科及集验简便诸方，录成七卷。丙午与友人赵子鹤亨衢②同订《急救》一编，近复《增订达生篇》附以《女科摘录》，《慈幼集》附以《痘疹》，共汇为五本，总计正方四百有奇，偏方实逾五倍。非敢出以问世，亦聊备医药不便之乡村得以随时引用焉尔。

道光庚戌冬月萍乡文晟书于嘉应州署

① 筮仕：初次做官。

② 赵子鹤亨衢：生卒年不详。名亨衢，字子鹤，苏州人，清道光举人，曾任广东高要知县。著《阁帖汇考》。

序

昔唐陆敬舆①、宋苏子瞻，文章气节为一代名臣，皆有手辑方书以行于世。盖医虽小道，其济人利物一也。先君子性耽书史，簿书之暇，手不释卷，而于岐黄一道，尤所究心，证之于古，访之于今，酌之以己见，积数十寒暑始成是编。岁庚戌重牧嘉应，政成人和，端居多暇，爰手自编定，锓版②济世，亲友家得之者，屡获奇验，转相流传，几于家置一帙。嗣复续集《偏方补遗》一卷、《药性食物摘录》一卷，甫成，而有闽寇之难。嘉应城破，先君子殉难捐躯，所刊家集并方书版片悉毁于火，有来索者，愧无以应。瑞又因忝牧罗州军书旁午③，无有暇晷④，今夏卸篆⑤，始将家集重加校订，而又先其所亟，以是编付诸手民，並附以续集《偏方补遗》《药性食物摘录》，都为六卷，亦以承先人之志而广方便之传云尔。抚读遗编，惓怀手泽，怆然以涕用，溯其缘起如此。

同治三年仲夏男星瑞谨记

---

① 陆敬舆（754—805）：即陆贽，字敬舆。吴郡嘉兴（今浙江嘉兴）人，唐代著名政治家、文学家、政论家。有《陆宣公翰苑集》24 卷、《陆氏集验方》50 卷行世。

② 锓（qǐn 寝）版：即锓板。刻书。

③ 旁（bàng 棒）午：指军务繁忙。

④ 暇晷：空闲。

⑤ 卸篆：指辞去官职。

目　录

卷　首

诊脉歌 …………………… 一
望舌色 …………………… 一
望闻问切论 …………… 三
表里虚实寒热辨 ………… 三
内伤外感杂说 …………… 六

卷一　上身部

头痛 …………………… 一〇
头面诸风及风眩 ……… 一一
头筋抗起唇红，口臭，
胃火上彻也 ………… 一二
头顶痛 ………………… 一二
头痛外治方 …………… 一二
偏正头痛 ……………… 一三
诸般头痛蒸法 ………… 一四
治大头瘟 ……………… 一五
头眩晕 ………………… 一六
洗眼仙方 ……………… 一九
点目疾方 ……………… 二〇
一切翳障 ……………… 二〇
内障 …………………… 二一
开瞽复明 ……………… 三〇
洗远年双目不明 ……… 三〇
耳内出脓 ……………… 三五
鼻塞不通 ……………… 三八
治白口疮方 …………… 四五
治红口疮方 …………… 四五
咽喉 …………………… 五三
一切哽喉及吞金银诸物
…………………… 六四

卷二　中身部

肩背 …………………… 六七
手足 …………………… 六九
胁痛 …………………… 七四
肺部 …………………… 七六
哮喘 …………………… 八二
心部 …………………… 八七
心腹诸痛 ……………… 九〇
吐血 ………………… 一〇〇

癫狂痫 …………… 一〇四
三焦 …………… 一〇九
心包络 …………… 一一〇
脾属足太阴脏土，中央
黄色，后天之事也 … 一一〇
胃属中土，阳明，
为受化水谷 ……… 一一一
吞酸吐酸 …………… 一一五
停滞 …………… 一二〇
饮食病 …………… 一二一
腹痛 …………… 一三〇
痢疾 …………… 一三五
霍乱 …………… 一四一
疟疾 …………… 一四九
痰 …………… 一五四
噎膈 …………… 一五六
痞症 …………… 一六三
虫积 …………… 一六九
蛊毒 …………… 一七〇
肝部 …………… 一七一

卷三　周身部

身痛拘急 …………… 一七五
身痛重坠 …………… 一七五
伤寒论治 …………… 一八四
伤寒 …………… 一八六
伤湿 …………… 一九一
瘟疫 …………… 一九二
中暑 …………… 一九八
火 …………… 二〇一
燥 …………… 二〇五
三消 …………… 二〇五
黄疸 …………… 二〇九
黄肿 …………… 二一三
水肿 …………… 二一四
胀 …………… 二二一
臌症 …………… 二二二
虚劳论治，多由吐血
而成 …………… 二二五
皮肤风湿麻木痹病 … 二三一
斑疹 …………… 二三一
发热并潮热 ………… 二三三
华佗仙师降乩辟疫方
…………… 二三四

卷四　下身部

腰痛 …………… 二三七
湿热 …………… 二四一

淋病 …………………… 二五四
关格 …………………… 二五八
后阴大便……………… 二六五
痔疮 …………………… 二七一
脚气 …………………… 二七一
足肚后跟……………… 二七八
校注后记……………… 二七九

卷　首

诊脉歌

病人双腕仰，高骨定为关依掌后之高骨定为关脉。寸脉量虎口，尺脉准臂弯关前距虎口一寸，故曰寸关；后距臂弯一尺，故曰尺。左寸心包络，左关胆与肝。左尺司何职，膀胱肾系焉。右寸胸中肺，胃脾属右关。要知大肠肾，右尺自昭然。口鼻一呼吸，脉来四五跳。此是无病者，平和气血调。三至为迟候，六至作数教。迟则寒之象，数则热之标。一二寒愈盛，七八热更饶。轻举得皮面，表邪脉故浮，若是病在里，重取须沉求。洪长癥实健，细弱识虚柔。水湿并痰饮，滑利又弦遒。紧促气内乱，伏涩气凝留。妊娠中止代，失血中空芤代脉中止，芤脉中空。只此尚易见，其他渺以幽。［有实数，有虚数，凡虚症十有九数。实数有力，虚数无力，此犹常也。愈虚则愈数，愈数则变为假有力，虽可救疗，不得概以数为热，浮中沉三候取之皆得乃是］

望舌色

舌者心之窍，凡病俱现于舌，能辨其色，症自显然。舌尖主心，舌中主脾胃，舌边主肝胆，舌根主肾。假如津液如常，口不燥渴，虽或发热，尚属表证。若舌苔粗白，渐厚而腻，是寒邪入胃，挟浊饮而欲化火也，此时已不辨滋味矣，宜用半夏、藿香；迨厚腻而转黄色，邪已化火也，用半夏、黄芩；若热甚失治则变黑，胃火甚也，用石膏、半夏；或黑而燥裂，则去半夏，而纯用石膏、知母、麦冬、花粉之属以润之；至厚苔渐退，而舌底红色者，火灼水亏也，用生地、沙参、麦冬、石斛以养之，此表邪之传里者也。［予曾病耳后暴肿，服散寒去痰之药二三剂而愈。越日，忽病，头自眩晕，脉左尺微弱，舌色纯白，左肾子疼，乃以大剂四物汤加羌活、防风，服二剂而苔退痛减，去羌活、防风，加参、苓、枸杞，服十剂而愈］其有脾胃虚寒者，则舌白无苔而润，甚者连唇口面色俱痿白。此或泄泻或受湿，脾无火力，速宜党参、焦术、木香、茯苓、炙草、干姜、大枣以振之。虚甚欲脱者，加附子、肉桂；若脾热者，舌中苔黄而薄，宜黄芩；心热者，舌尖必赤，甚者起芒刺，宜黄连、麦冬、竹卷心；肝热者，舌边赤或芒刺，宜柴胡、黑山栀。其舌中苔厚而黄者，胃微热也，用石斛、知母、花粉、麦冬之类；若舌中苔厚而黑燥者，胃大热也，必用石膏、知母；如连牙床唇口俱黑，则胃将蒸烂矣，非石膏三四两，生大黄一二两，加粪金汁、人中黄、鲜生地汁、天冬麦冬汁、银花露大剂投之，不能救也，此唯时疫发斑及伤寒症中多有之。余尝治一独子，先后用石膏至十四斤余，而热始透，病始退，此其中全恃识力也再有舌黑而润泽者，此系肾虚，宜六味地黄汤；若满舌红紫色而无苔者，此名绛舌，亦属肾虚，宜生地、熟地、天冬、麦冬等；更有病后绛舌如镜，发亮而光，或舌底嗌[1]干而不饮冷，此肾水亏，宜大剂六味地黄汤投之，以救其津液，方不枯涸。［有虚火上炎，舌之两旁或中心带黑色并不润泽者，服大剂桂附理中，引火下行，而黑苔尽退，盖其脉数而无力，不喜饮冷，故用从治之法，所谓“甘温能除大热”是也］

望闻问切论

望者看形色也，闻者听音声也，问者访病情也，切者诊六脉也。四事本不可缺一，而唯望与问为最要，何也？盖闻声一道，不过审其音之低响，以定虚实。嗽之闷爽，以定升降。其他则无可闻也。切脉一道，不过辨其浮沉以定表里，迟数以定寒热，强弱以定虚实。其他则胸中了了，指下难明，且时大时小，忽浮忽沉，六脉亦难定准，故医家谓据脉定症，是欺人之论也。惟细问情由，则先知病之来历；细问近状，则又知病之浅深。而望其部位之色，望其唇舌之色，望其大小便之色，病情已得八九矣。而再切其脉，合诸所问所望，果相符否，稍有疑义，则默思其故。两两相形，虚与实相形，寒与热相形，表与里相形，其中自有把握之处，即可定断矣。

表里虚实寒热辨

凡人之病，不外乎阴阳。而阴阳之分总不离乎表里虚

① 嗌（yì溢）：咽喉。

实寒热六字尽之。夫里为阴，表为阳；虚为阴，实为阳；寒为阴，热为阳。良医之能救人，不过能辨此阴阳而已；庸医之杀人，不过错认此阴阳而已。假如发热恶寒，鼻塞咳嗽，头痛，脉浮，舌无苔，口不渴，此病之在表者也。如或潮热恶热，口燥，舌黄，腹痛便涩，脉沉，此病之在里者也。假如气短体弱，多汗惊悸，手按心腹，四肢畏冷，脉来无力，此病之本虚者也。若病中无汗，或狂躁不卧，腹胀拒按，脉实有力，此病之又实者也。假如唇舌俱白，口不渴，喜饮热汤，鼻流清涕，小便清，大便溏，手足冷，脉迟，此病之犯寒者也。若舌赤目红，口渴喜冷，烦躁，尿短便秘，或唇燥舌干，此病之犯热者也。凡此皆阴阳之分也。［大虚有盛候，大寒有羸伏，二症最易误人，须以能饮冷不能饮冷及脉之有力无力辨之］至于邪盛正衰，阴虚火亢等，则又阴中之阳，阳中之阴。其间毫厘千里，命在反掌，辨之者安得而不慎。

表治宜发散者也。如初感风寒，发热头痛，但用苏梗一钱五分，荆芥一钱五分，防风一钱，川芎一钱，甘草五分，生姜二片以散之。头痛甚，加羌活六分。如鼻塞或流清涕，加半夏一钱五分，茯苓、陈皮各一钱。如咳嗽，则加桔梗七分，杏仁三钱，前胡一钱之类。一剂得汗而热即退，不必再服。但避风寒，忌油腻。未得汗则再剂而止。若寒热往来，欲作疟状，宜用柴胡八分，酒芩八分，赤芍一钱，制夏一钱五分，甘草五分，大枣三枚，生姜三片以和之，虚者加防党三分，此其症在表。切勿妄用枳壳、神曲、麦芽消食导之药，引邪入内。

里治宜归经也。有虚实，有寒热，宜辨其病在何脏腑而治之。法详脏腑门。惟喜怒忧思悲恐惊谓之七情，此里症之最难治者，但宽其心而药始效，否则无益也。然症在于里，大忌发散。散之则虚者汗脱，热者煽炽。医家动辄用表，可惧哉。

虚治宜补也。然有阴虚，有阳虚。血虚者为阴虚，宜补其血，轻者用生地四钱，首乌二钱，归身一钱五分，酒芍一钱五分，炙鳖甲二钱，穞豆皮三钱，海参三钱，北沙参三钱之类；重者用熟地五钱，枸杞三钱，五味七分，萸肉一钱，菟丝一钱以填之。气虚者为阳虚，宜补其气，轻者用党参三钱，白术二钱，山药二钱，茯苓一钱五分，炙草六分，红枣六枚，生姜一片之类；重者用人参一钱，黄芪一钱五分以振之。气欲脱则并加附子二钱，干姜二钱以回阳；若气血兼虚，则阴阳并补，八珍汤、十全大补汤皆圣药也。

实治宜泻也。心有火邪，肺有风寒，脾有食积、虫痞、湿热，肝有郁怒之气，胆胃、胞络、膀胱、大小肠各能受邪，皆为实证。治法详各脏腑门。然治实以速为功，苟迁延日久，病未去而元气虚，则难以消导矣。

寒治宜温也。寒在表则恶风，宜苏叶一钱，藿梗三钱，荆芥、防风各二钱，前胡一钱五分，杏仁三钱，生姜三片之属，以散其邪，甚则桂枝五分，麻黄五分，细辛六分；寒在里则喜热汤，宜制夏二钱，藿香一钱五分，焦术一钱五分，制朴一钱，吴茱萸八分，焦谷芽三钱，煨姜二片，砂仁二粒之属，以暖其中，甚则用附子六分，肉桂六分，干姜六分。凡寒症，唇舌必白，脉迟便利，腹或冷痛，一投寒凉，入口立脱，慎之。

热治宜凉也。然热症有实火，有虚火。实火之症，或因外感，或因内郁所致，宜分脏腑治之。火之微者，黑山栀钱半，石斛三钱，地骨皮二钱，青蒿半钱，丹皮一钱，连翘钱半，麦冬二钱，花粉钱半，银花三钱，竹叶五片，灯心一握之属；甚者加黄连七分，黄芩一钱五分，或石膏四钱，知母钱半；极甚则用大黄钱半，龙胆草七分等。虚火之症，或阳虚外热，口不渴，唇不红，脉不数，宜四君子汤，以补其阳；若阴虚内热，舌或绛，头或痛，目或干，过午便热，宜四物汤、六味地黄汤以补其阴。

内伤外感杂说

前言表里虚实寒热六字，病已尽在其中矣，而表里之中又有内伤、外感之治焉。内伤者里症也，而有气血痰郁四字之分；外感者表症也，而有风寒暑湿燥火六字之别。再详其治法，医无余蕴矣。

内伤，一曰气，气虚者，四君子汤主之，若气实而滞者，宜香苏散、平胃散；二曰血，血虚者，四物汤，若血实而凝者，宜手拈散；三曰痰，痰轻者二陈汤、六君子汤。若顽痰胶固，变生怪症，或停饮膈间，宜滚痰丸、小半夏加茯苓汤之类；四曰郁，凡喜怒忧思悲恐惊皆能致郁，郁小者越鞠止、逍遥散。若五郁互结，腹膨肿满，二便不通，宜神佑丸、承气汤之类，此内伤之治也。

外感，一曰风。真中风是也，非表治中之偶感风寒也，风有中腑、中脏、中血脉之殊。中腑者与伤寒同，太阳[①]用加味香苏散，阳明用葛根汤，少阳用小柴胡汤。中脏者，眩仆昏冒，痰声如锯，内有热风、寒风二种。热闭则先用搐鼻散，次以牛黄丸灌之，便结胀用三化汤。冷脱则汗珠头摇，以附子理中汤急救之，或三生饮。中血脉者，口眼㖞斜，半身不遂，大秦艽汤加竹沥、姜汁、钩藤。二曰寒。伤寒是也。寒在表，则与风之中腑治同；寒入里，用附子理中汤，法详伤寒论。三曰暑。暑轻者，但烦渴，益元散足矣；暑重者，汗喘昏闷，消暑丸灌之；寒包暑者，头痛恶寒而烦渴，四味香薷饮加荆芥、秦艽；若暑天受湿而霍乱，藿香正气散主之。更有干霍乱症，吐泻不得，俗名搅肠沙，粥入口即败，危症也，陈香圆煎汤救之。四曰湿。或受潮，或受冷，面黄身重，平胃散治之。若黄疸则目尿色黄，茵陈大黄汤、茵陈五苓散、茵陈姜附

① 太阳：原作“大阳”，据上下文义改。

汤；若发肿，五苓散、五皮饮；若渗入筋络，肩背臂痛，用秦艽天麻汤、蠲痹汤。五曰燥。此症惟秋冬时久晴有之，而吃鸦片者更易犯，其症鼻干口渴咽痛，舌燥目赤，便秘干热，不宜发表，宜用生地、天冬、麦冬、花粉、沙参、元参、归身、梨藕蔗汁之类以润之。六曰火。治法详于前热治中，更审其脏腑，投凉则得矣。然中寒则暴痛，中暑则猝闷，中湿则痰塞，中火则窍闭，皆能猝然昏倒，非中风而似中风，谓之类中，勿概作中风治，此外感之治也。

以上皆见《笔花医镜》。

六味地黄汤见卷一耳聋。四君子汤卷二脾胃。香苏散卷一头痛。平胃散卷三胀满。四物汤卷三心血。手拈散治血滞心腹作痛，元胡索醋炒、五灵芝醋炒、草果、没药各等分，共研细末。每服三钱，热酒下。滚痰丸卷二癫狂。小半夏加茯苓汤卷二痰饮。越鞠丸卷二饮食痛。逍遥散卷二心血。承气汤、葛根汤俱卷三伤寒。加味香苏饮卷一头痛。搐鼻散卷一咽喉。牛黄丸见《医镜》。三化汤、附子理中汤、三生饮俱见卷三中风。大秦艽汤治风中经络，口眼歪斜，方见《医镜》。益元散、消暑丸、四味香薷饮、藿香正气散俱见卷三伤暑。茵陈姜附汤、茵陈五苓饮俱见卷二黄疸。五皮饮卷二水肿。蠲痹汤卷三伤湿。秦艽天麻汤卷三肩背。

当归芦荟丸治肝经实火，头连目眩耳鸣，搐搦，燥扰狂越，胸胁作痛，阴囊肿胀，尿涩便秘，凡肝经实火皆宜服。当归、胆草酒洗，栀子、黄连、黄柏、黄芩各一两，大黄、青黛、水飞芦荟各五钱，木香二钱，麝香五分，炒神曲糊丸。每服约钱半，姜汤下。此方应入卷二心部癫狂。

卷一　上身部

头　痛

头脑而连项脊，膀胱表症也。凡感冒，头痛发热，鼻塞者，皆可用搐鼻散①吹之，方见下，咽喉以加味香苏散治之。甚者用人参败毒散，见伤风伤寒。

加味香苏饮　治时邪感冒，伤风伤寒，发热头痛，项强，鼻塞声重等症。

苏叶钱半　陈皮　香附各一钱二分　防风　荆芥　蔓荆子各一钱　川芎　甘草各七分　生姜三片

水一钟半，覆以汗。

前症若头脑痛甚者，加羌活一钱，薄荷五分，连须葱白三根；若颠顶痛甚者，加藁本一钱；若兼眉棱骨痛者，加白芷一钱；自汗恶风者，加桂枝、白芍各一钱。

若在春夏之交，恐夹杂温暑之邪，不便用桂，加白术钱半；若兼口渴尿塞，加茯苓、木通各钱半；兼咳嗽，加前胡、桔梗各钱半，北杏仁打碎七枚；若兼四肢厥冷，口鼻气冷，只用荆芥、防风、川芎各一钱，加白术二钱，肉桂、干姜各一钱；若秉质极虚，不变发散者，更用补中兼

① 搐鼻散：此方见本书“咽喉下”。

散之法；鼻衄或吐血，本方去生姜，加生地、赤芍、丹皮、丹参各钱半；咽喉肿痛，加桔梗、牛蒡子各钱半，薄荷五分；便秘，加萝卜子、枳壳，并用外导法，详下身部；二便若挟暑邪，加知母、黄芩之类；干呕，发热而咳，为表有暑气，加半夏、茯苓各钱半；时行疫疠，加苍术五分；喉中梅核气如有物，吞不入吐不出，加桔梗、苏梗。

又方

连须葱头七个　淡豆豉七钱　老生姜三钱，切片

煎汤热服，被盖出汗效。无淡豆豉，多用葱。

又方

好核桃去皮三个　生姜三片　葱白五根　细茶二钱

共捣烂。水煎热服，取汗效。

头面诸风及风眩

白芷二两，以萝卜汁浸晒三次，研末。

每食后用沸汤调下二钱效。

又方

川芎二两　香附四两

共为末。茶清调下。

又方

荆芥　防风各一两五钱　薄荷七钱

每用二钱，淡姜汤调下。

以上三方或合为一料，每服三钱亦效。

头筋抗起唇红，口臭，胃火上彻也

加味升麻汤

升麻　葛根　赤芍　甘草各一钱　石膏三钱　薄荷五分

加灯心二十根，水煎，饭后服效。

头顶痛

苍耳子七钱，水一大碗，煎至八分，去渣，加陈米一合，连须葱十根，煮成稀粥。热服，蒙盖取汗即瘥。或专用苍耳三钱、川芎二钱，煎服亦佳，兼偏头痛者加藁本钱半。

凡头痛作枕方

蕲艾、白芍各二两，槐花、柏叶、藁本、羌活、天麻、白芷、荆芥、川芎各一两，细辛、生南星、皂荚、防风、生半夏各五钱，作小枕常睡，数月一换，久之不复发。

头痛外治方

取萝卜连皮，捣自然汁三匙，入樟脑二粒，左痛则仰灌左鼻孔，右痛则仰灌右鼻孔皆痛则并灌之，以被蒙头，微汗即愈。

又方

荞麦粉冷水调敷，痛去立愈。

又方

头痛觉热者，用白蕃薯切片，随痛处贴之，干则再换，贴数次效。

又方

用皂角末少许，吹入鼻中立愈。左痛吹左，右痛吹右，皆痛并吹，治初起者尤妙。

风气头痛甚者

用乳香、蓖麻二等分，捣饼，随左右贴太阳穴，解发出气甚效。

虚火头痛 ［看尺脉常细软］

血不充髓海也，六味地黄丸主之，见下耳聋。

又方

用南枣切片贴两太阳穴效。

偏头风痛，日久不愈者

用上白面一杯，以水和匀，一圈敷患处，左敷左，右敷右，着盐于圈内，上安艾绒一丸，燃香火灸之，徐灸，痛徐止，痛止勿灸。

偏正头痛

用白僵蚕末钱半、葱汁一匙，热水调服，得微汗即效。

又方

硫黄一钱　川椒取红色者，去黑子，研末三分

二味拌匀，溶成小饼，左疼塞左鼻，右疼塞右鼻，正痛左右俱塞，皆俟清涕尽流即愈，内以茯神，研末。汤酒任下二钱，数服效。

又方

石菖蒲根捣汁，酒冲，服之效。

又方

决明子三钱

研末，水调，贴太阳穴甚妙。

又方

藁本　细辛各五分　白芷一钱　辛夷八分

共研细末，用纸四条卷实，将火点着，以烟熏鼻，日熏二次即效。

又方

用硝石，焰硝亦可，左痛吹右，右痛吹左即愈。

又方

鲞鱼[1]头中分劈开，左痛用右边鱼头，右痛用左边鱼头皆痛则全用之，炭火烧烟，熏鼻即止。

诸般头痛蒸法

川芎五钱　晚蚕砂二两　僵蚕如患者年岁之数

---

① 鲞（xiǎng 想）鱼：剖开晾干的鱼。

水五碗，煎至三碗，就砂锅中以厚纸糊满，中间开钱大一孔，取药气熏蒸痛处。每日一次，虽年久者三五次，永不再发。

又方

川芎、白芷、天麻、草乌、苍术、细辛等分，研末，加飞面捣各药，入姜汁，研成饼二个，烘热贴患处，两饼换贴至七八次，即以手帕包紧，其痛自止。

头风畏冷

荞麦一升，微炒为末，调作二饼，略炙热，合头上扎住，微汗即愈。

又方

用大艾叶五钱，生葱五钱，生姜二钱，捣烂，敷患处，札紧立效。三日内勿见风。此方并治偏正头风。

又方

桑木烧灰淋汁，乘热熏洗效。

头面肿痛

好鸡蛋，黄白调匀，涂肿处即消。

治大头瘟

即天行瘟疫，用加味香苏散，方见上头痛，并见卷四瘟疫。

吴茱萸五钱

捣烂，醋调糊，敷脚心极效，病愈则去之。

又方

靛花三钱　烧酒一杯　鸡蛋清一个

搅匀服之。大头瘟兼喉痛发斑等症用。

普济消毒饮

甘草　桔梗　酒芩　酒黄连各二钱　马勃　元参　橘红　柴胡各五分　薄荷六分　升麻二分　连翘　牛蒡子各八分

余详瘟疫。

头痛发热，兼吐泻腹痛

宜用寸金丹，见后脾胃泄泻。

头旋

与下头眩同治。

用蝉蜕一两微炒，为末，不时酒调下一钱，开水下亦可。

头眩晕

左肝脉弱或空大，肝经血虚风动也，宜逍遥散。

逍遥散

柴胡　甘草　茯苓　白术　当归　白芍　丹皮　黑山栀各一钱　薄荷五分

又方

鲜白果二个去壳，生舂烂，开水冲。空心服，至重不过五次，老少皆治，老人更宜。

眩晕日久，诸药不效

用鹿茸五钱制，切，水二杯，好酒一杯，煎入麝香三五粒，服之得效。

头眩晕，有因酒湿生热所致。

用葛花清脾汤，葛花一钱，枳椇子、赤苓各三钱，泽泻、茵陈、酒芩各二钱，山栀、车前各钱半，甘草五分，陈皮、厚朴各一钱。

头面发肿，猪头风

用野苎根数两，捣烂，敷之即愈。

面黄［右关脉细软］

脾之本色虚现也，六君子汤服之得愈，方见卷二四肢软，及卷三脾胃呕吐。

面色痿白［右寸脉迟］

寒伤正气也，治同前。

面浮肿而痛

胃风也，葛根汤主之，见《伤寒论》。

雷头风

头面疙瘩肿痛，增[1]寒壮热，状若伤寒。

---

① 增：通“憎”。

用青荷叶一大张，升麻、苍术各四钱，煎服。

或不省人事，用地肤子同生姜捣烂，热酒冲服，即汗即愈。

眉棱骨痛

用羌活、防风、半夏制各二钱，酒芩钱半，甘草一钱，姜三片，煎服，加荆芥、川芎亦效。

又方

用白芷、黄芩各二钱，其研极细末。以茶清调下，或用好黄酒调服，一服即愈。

若痛甚至不可忍者，用羌活、防风、半夏制各二钱，酒芩钱半，甘草一钱，入姜三片，水煎服愈。

眉棱骨眼眶痛［左关脉弱或空大］

肝血虚，见光则痛，逍遥散主之，方见头眩。

眉动目不能视

用大蒜三两取汁，酒调下效。

眉毛不生

用脂麻花，阴干为末，用秸灰加麻油调涂。

目①赤肿痛

羌活、防风、白芷、川芎、枳壳、赤芍、当归各一钱，白蒺藜二钱，蔓荆子、木贼各一钱，薄荷、甘草各六

① 目：原作“白”，据上下文义改。

分，蝉蜕七个。

若目胞肿痛，加柴胡、黄芩各一钱，水煎服效。[凡目疾肿痛，宜先服此药二三剂，并用洗药，然后用点药]

洗眼仙方

不论云翳昏花、风火时眼，一切目疾俱效。

硝拣净，六钱　桑白皮二两，洗净，生者更佳

入新砂锅，内河水二大碗，煎至五分，倾出澄清，温凉洗之，少顷又洗，须自早至晚洗十六次效。若老年虚眼及瞽[①]者，每月洗一日，三年复明。洗期开后，正月初五、二月初二、三月初三、四月初九、五月初五、六月初四、七月初三、八月初十、九月十二、十一月初四、十二月初四，遇闰则照本月之日。凡遇洗期，必斋戒静养，勿动肝气，勿食蒜韭，勿犯秽浊，从清晨起焚香，向东洗之，隔半时再洗，至晚洗十余次，其效如神。

又方

桑叶　菊花各钱半

入铅碗内，开水泡汤。每日熏洗，永无目疾。

若加皮硝一钱，煎水，可洗各种眼疾。

又方

防风　黄柏　甘草　胆矾　铜绿各五分

---

① 瞽（gǔ 谷）：瞎。

滚泡汤，温洗亦效。

点目疾方

凡目疾初起宜洗，不宜遽用点药；有翳障及红膜者，亦宜先洗后点。

用羊胆一枚割开，入蜂蜜一钱，线扎，两手揉匀，水煮一滚取出，浸冷水内半日，倾出内汁点之。

又方

龙胆草数两

于瓦器内熬成膏，除火气。每用骨簪挑点目内，每日点六七次即愈。

目赤

右寸数，火克金也，宜泻白散。桑皮二钱，地骨皮三钱，加菊花钱半，连翘、黄芩各一钱。

赤肿翳痛

用鲤鱼胆汁点之，雀目燥痛，点之即明《本草》。

目痛兼鼻干唇焦

胃经邪热作火也，用葛根汤，见卷三伤寒论治。

一切翳障

杏仁三个，去皮

研碎，滴热乳四五点，浸片刻，绞去渣，点眼角内，数次效。

又方

大蜘蛛一个，去头足

人乳和匀，饭上蒸三次，取汁点眼，内翳即散。

又方

鹅不食草略捶碎

嗅鼻塞耳，再点目，去翳神效。

又方

荸荠去皮

捣烂，将浆滤去，阴干，研末成粉。每一两加冰片一钱，再研，用秃针点两眼角。

内障

不痛不痒，无泪无眵，昏弱不欲看，视物内障见黑花，瞳子散大，水亏血虚。

六味地黄汤

方见后耳病，去丹皮、泽泻，加归、芍、杞、菊之类。

如稍见倦怠等症，即多服黄芪三钱，白术、当归、党参各二钱，柴胡、升麻、甘草各五分，加熟枣仁、茯神、谷精草之类自效。[补中益气汤]

或用补血汤，黄芪五钱，当归二钱，加鹿茸三钱亦可，外治俱以菊花汤洗之，人乳点之。

又方

夜明砂淘洗，焙干

研末为丸，梧子大。每服二钱，茶清下，并治外障。

目赤肿痛，羞明怕日

左寸脉数，舌尖赤，心热也，宜导赤散，见小便，加蝉蜕、连翘、菊花。

又方

青矾炒三钱　黄土六钱

其为细末，用井华水调作二饼，如眼大。先另以温水洗净眼，次用纸贴眼上，后将药饼贴纸上，令患者仰卧，用水润饼，干再润之，约二三时痛止肿消。

又方

用童便一杯，熟鸡蛋去壳一个，蘸童便揩拭眼珠并两眼角，频蘸频揩，冷则止，隔二三时再换童便、鸡蛋，如法揩拭，两日必愈。

又方

男人用自己小便乘热抹洗，即闭目少顷，如此数次愈。

或用热童便洗之亦效。

又方

用黄丹三钱，蜜糖调，涂太阳穴立效。

又方

治目赤肿而足寒者，频以温汤洗其足甚好。

又方

用三七磨水，涂眼眶即愈。

又方

治火眼。瓦松捣烂，用纸摊放眼皮上，如干则又换贴，自愈。

风眼下泪

即见风下泪。

用腊月不落桑叶，每日早用十数片，煎汤温洗，久之自愈。并治一切目疾。

又方

用盐少许，点眼角，开水冷定，洗数次即愈。

又方

鲫鱼胆七个　人乳半酒杯

和匀，饭上蒸之三次，露一宿，点眼角内神效。

目赤多泪

用首生男子乳，点之效。

以手勺取热童便，洗之亦可。

又方

鸡冠血点之亦效。

眼多冷泪

用木贼、木耳烧存性等分，为末。每食后服二钱，米泔调下。

又方

腊月不落桑叶煎汤，日日温洗之，或加芒硝少许更妙。

此方可洗一切风热眼疾。

目生胬肉或痛或痒，渐覆瞳人

用杏仁去皮二钱半，水粉五钱，同搥烂，绵裹箸①头蘸点之。

又方

好梨一个捣汁

以绵裹黄连少许浸汁，仰卧点之。

又方

蕤仁三钱　青盐一钱

入猪胰子一两，捣研极烂，以骨簪点少许甚妙。

目骤痒痛，或兼红赤

用乳汁浸黄连，蒸过，频点立效。

或用童便及自己小便乘热洗之，均好。

治雀目方

夜不见物，一名鸡盲眼。

用公鸡肝一付不见水洗者，蜂蜜半杯，同蒸熟，服之。忌茶水，一整日即愈。

① 箸（zhù 注）：筷子。下同。

又方

雀头取血，滴眼中即效。

又方

淡煮羊肝，食之亦佳。

又方

决明一两　地肤子五钱

为末。粥丸，服之效。

又方

石决明洗净，火煅为末二钱

用羊肝一个，鸡肝、猪肝亦可，竹刀劈破，将石决明末入内，面包烧熟。白滚水送下，服一个即愈。

此方加夜明砂洗净，研末二钱尤妙。

又方

鸡肝一个不落水者　车前子一钱

研末共捣，和饭上蒸熟。以夏枯草三钱，煎汤送服，连服七个自愈。

烂弦风眼［并详《外科》］

用鸡冠血点之，一日三五度效。

又方

青矾火煅透

研末。每用一钱半，泡汤一杯，澄清点洗。

又方

大枣二个去核

入青盐五分在内，开水泡，洗冷，放饭上蒸，又洗一次，弃之，再换药。如法洗数次即效。

又方

治烂弦眼，并可治风眼作痒下泪。

用嫩豆腐一块厚的未见水者，上面中间挖一孔，不可穿透底，用净碗盛之，填皮硝五分于孔内，饭上蒸片时，用青细或青绫绢蘸碗内两旁之水，乘热频洗，冷则弃去，洗十数日自效。

凡一切风火眼作痒，洗之皆效。

又方

覆盆子叶捣取汁，以皂纱蒙眼上，将笔蘸药汁画两眸子纱上，然后以药汁滴之，当有虫出。

又方

晚蚕砂用好麻油浸三宿

研细，涂患处。不问新旧，一宿即愈。

眼皮生珠［并详《外科》］

俗名偷针，一名挑针。鼻尖爆一灯火即愈。

又方

挑针黄熟，用稻芒须刺破即愈。

又方

黄丹五钱，鲤鱼胆汁和如膏，以布滤汁，点三次即消。

又方

用生南星研末、生地黄等分，同捣成膏，贴两太阳穴，肿自消。

又方

用盐一钱，熟明矾五分，煎汤一碗，热洗亦效。

以上如风热甚者，多肿痛难消，用川芎、青皮、白菊各四钱，共研末。每食后开水调服二钱，自愈。

治眼珠无故涌出［以下二条并详《外科》］

或有垂下至鼻，兼大便出血者，名肝胀。用羌活一两，煎汤，熏之即入，再用五钱煎服，尤好。

治眼上皮突生一红泡，悬如鱼胞

取过江蜘蛛丝缠之即脱。蜘蛛牵丝搭屋者，谓之过江。

飞丝入目［以下三条并详《急救》］

用白菜揉烂帕包，滴汁二三点入目即出。

又方

石菖蒲搥碎，左目塞右鼻，右目塞左鼻立效。

尘屑入目。以人指甲用唾津磨浓，点眼内，顷刻，一抹即出。

麦芒入目

用蛴螬虫即粪草堆内之灰白虫捣烂，敷眼上即出。

又方

用大麦煮汁，洗之。

烟渣入目

用乱头发或棕缨，缓缓揉之即愈。

凡小儿及好吃烟者误犯，切勿将汤洗，愈洗愈痛，恐至眼瞎。

杂物入目不出

用鸡冠血，滴少许入眼能出。

目干［右关脉弱］

水不养木也，六味丸主之，见下耳聋。

眼目昏暗

不可专用滋水补血，宜用六味丸，加桂附。

如见虚寒者，用四君子汤，人参、白术、茯苓各二钱，炙草一钱，加肉苁蓉、川椒、菟丝子，或加重等分，蜜丸尤效。

又单方

每早含黄柏一片，洗之以津。

目眩［左关脉必洪数］

胆附于肝，肝窍在目，热故眩也，宜用小柴胡汤，见疟疾，加山栀一钱二分。

目睛痛，至夜则甚

用夏枯草五钱，香附、子童便制一两，共研末。每一钱，茶清调下。

眼上生星方

用鹅不食草，左眼塞右鼻，右眼塞左鼻。

倒睫拳毛［并详《外科》］

内热并火邪所致，宜服去风平肝散火等药。

用无名粪为末，卷在纸中做捻子，点火吹灭，以烟薰之，其毛立起。

又方

摘去拳毛，以虱子血，滴数次愈。

又方

木鳖子去壳一个，捣烂。绵裹塞鼻，左目塞右，右目塞左，一二夜其睫自正。

治眼前常见异常，诸般禽虫飞走

用枣仁、元明粉、青葙子花各一两，共研细末。每用三钱，水煎，连渣饮，三服即愈。

两眼夜不见物

羯羊肝一副不见水不沾铁器，以竹刀切开，加谷精一两，入瓦礶内，煮极熟，不时服之，屡验之方。

青盲内障

用白羊肝一具，黄连末一两，熟地二两，同捣为丸，梧子大。食远，茶清服十丸。每日三服，久服自愈。

又方

用雄鼠胆、鲤鱼胆各一个，和匀。每日早起滴之，自效。

开瞽复明

鸡苦胆一个，入蜜半匙，以线扎住，再入猪胆内，吊房檐下通风不见日处二十一日，去猪胆，留鸡胆。先以人乳点患处润之，少刻，用骨簪蘸鸡胆点上，遍身透凉出汗，二三次即明。忌茶百日，可将霜降后桑叶煎汤代茶饮。

洗远年双目不明

黑豆一百粒　黄菊花五朵　皮硝六钱

水一钟，煎至七分，带热熏洗五日，换药再洗，五十日可以复明。

一切损目破睛俱详《急救篇》。

耳聋

先鸣而后聋者，用六味丸，去丹皮，重加磁石，再加五味子、枸杞、龟板胶、石菖蒲为丸。

如感冒耳聋，用逍遥散，去白术，加黄芩、半夏、生姜、大枣主之；如风火交肩，宜防风通圣散；肝火炽盛，宜当归芦荟丸；尺脉弱者，宜桂附八味丸；尺脉数者，宜大补阴丸，二方俱加磁石、菖蒲、苁蓉之类。［各方俱见《时方歌括》］

六味地黄汤

大熟地四钱，茯苓、山茱萸、山药各二钱，丹皮、泽泻各钱半，加廿[①]倍为丸即六味丸。［再加桂、附各五分，名八味地黄汤］

少年耳聋

用木耳一撮醋炒，白粉拌匀，常食之。

一切耳聋

用鲤鱼胆汁滴耳，可治。

治暴聋。用鲤鱼脑髓，竹筒盛之，饭上蒸过，注入耳中。

治耳暴聋［左关脉洪属少阳］

火气上冲而闭也，用小柴胡汤，见疟疾，加蔓荆、香附各一钱，石菖蒲七分。

又方

鲤鱼脑髓二两　粳米三合

和盐酱煮粥，食数次瘥。

又方

蓖麻子五粒　大枣十五枚去核

共捣烂，入头男胎乳汁，和成作锭如枣核样，加绵丝裹一枚塞之，觉耳热为度。一日一换，廿日瘥。

① 廿（niàn 念）：二十。下同。

又方

椒目　巴豆肉　石菖蒲　松香各钱半

为末，以蜡溶化，和匀，作筒子样，绵裹纳耳中，一日换一次，神效。

又方

芥子末、人乳和丸，绵裹塞耳，日二易。

耳聋［左右尺脉常细软］

虚闭也。六味地黄丸主之，见上，加枸杞、人参、石菖蒲、远志效。

又方

黸[①]生脂和生椒熟捣，绵裹塞耳甚妙。虽久聋者亦效。

又方

取蛇膏塞耳中，神效。

又方

乌公鸡脂，绵裹塞耳效。

又方

鲤鱼胆汁滴耳中效，或鲤鱼髓，绵裹塞耳亦瘥。

又方

甘遂末、葱汁和丸，绵裹塞耳内，口嚼甘草半寸即通。两药须两处制好。

① 黸（lú 炉）：黑色。

又方

甘草末吹入左耳，甘遂末吹入右耳亦通。两药分买。

肾虚耳聋［左尺脉弱］

用乌骨鸡一只治净以无灰，酒三大碗，煮熟，食之三五只，神效。

又方

老鼠胆滴耳，乌公鸡油塞耳均效。

又方

以防风汤吞六味丸，加枸杞、人参各二两，石菖蒲、远志肉各八钱为丸，尤妙。［六味丸见上］

虫入耳［并详《急救》］

用莴苣捣汁，滴入耳中，其虫即出。

又方

姜汁滴入即出。

又方

菜汁滴入亦可，又麻油滴入亦可。

又方

花椒末一钱，醋半浸良久，少少滴入自出。

又方

以菜油滴入耳中将满，其虫不死即出。

或虫入左耳，掩右耳，以左耳向明，此勿令旁人见，屏气少顷即出，不可挖爬，恐愈挖愈深入矣。

又方

用猫尿滴入耳中。生姜擦猫鼻，猫即尿。

壁虫入耳，头痛不可忍，以稻杆煎浓汁，灌入耳中即出。

若蚁入耳，宜用穿山甲，烧研为末，调水灌下即出。

蛆虫入耳，用杏仁捣如泥，取油滴之效。

耳聤耳烂

用逍遥散，见前头眩晕，去白术，加荷叶、木耳、贝母、香附、菖蒲主之。

又方

头发瓦上烧灰存性为末。每一钱加真冰片七厘，研匀，吹少许入耳，神效。

凡耳烂，用胭脂、陈皮、灯草烧灰各一钱，冰片一分，研匀，吹之。

耳中有核

即耳聤如枣大，痛甚。

每早、晚以防风汤吞六味丸三钱，十日自愈。

或用烧酒滴入耳中，侧卧半日，箱出核。

聤耳出汗

用韭菜汁，日滴三次效。

以上三条皆肝热，左尺脉必弦数，服药大略相同。

耳内出脓

耳当出脓，用六味地黄丸八两，以防风汤，每早吞服三钱。

用番木鳖一个磨水，滴耳内即愈。

又方

先以绵条略展净，用胭脂烧存性，一钱、枯矾一钱、钉锈粉一钱，共为末。每三四分，吹入立效。

耳脓有虫，用鲤鱼脑髓和桂末，捣匀，绵裹塞之。

耳烂流脓血

用陈皮一钱，灯草烧灰一钱，冰片一钱，共研末。吹入耳中效。

耳中出血

用香附末，糁[①]自效。

又方

龙骨末吹入亦愈。

以上四条并详《外科》及《急救篇》。

耳底痛

用郁金磨汁，滴之。

---

① 糁（sǎn 散）：洒。

又方

取鲜虎耳草捣汁，滴入耳中，数次即愈。

耳忽大痛

如虫在内走，或流血水，或干痛。

用蛇蜕烧灰存性研末。吹之即愈。

耳闭不通又作痛

大田螺一个拨开盖，入麝香末五分，自化成水，作两次滴入耳内，自效。

又方

每日平明，以大指、食指按鼻孔，勿令泄气，咬牙努目，口唇相粘，使气俱入耳窍，闷极放手。有闭即照前行之，久则自效。

耳闭

用真细辛、石菖蒲、木通各一钱，麝香二分，共为细末。每用三四分，绵裹塞耳，每日一换，自通，年老者不效。

又方

好活磁石二块剉如束核，搽麝香少许于磁石尖上，塞两耳窍中，口内噙生铁一块，俟一时气透有声为度，勤用三五次可愈。

耳鸣

左右尺脉常细软，水亏火旺也。

黄柏盐水炒　知母盐水炒各四两　熟地酒蒸败龟板酥炙各六两［大补阴丸］

或用生地四钱，山[①]药、茯苓各二钱，山茱钱半，丹皮、泽泻、黄柏、知母各一钱。［知柏八味丸］

或去黄柏，加牛膝钱半。

耳鸣耳痒，流水风声

生乌头一个乘湿削如枣核，早塞夜换一个，过三五日便愈，久则成聋。

耳痛有脓

桑螵蛸一个烧灰存性　同麝香五粒

又方

鸡抱卵壳内皮，炒黄为末。香油调，灌耳内，痛即止。

喷嚏鼻塞

肺窍受邪，右寸脉必浮，用二陈汤。

法夏　陈皮各一钱　茯苓二钱　甘草六分

加苏叶、生姜各一钱。

鼻流清涕

寒伤肺液也，右寸脉迟，用前二陈汤，加苏梗二钱，生姜二片。

---

① 山：原作“出”，据光绪本及上下文义改。

鼻塞不通

凡感冒风寒，头痛脑胀，鼻塞不通者皆可用。［鼻孔属肺］

菖蒲　皂角去虫蛀者

共为末。每用一钱，绵裹塞鼻，仰卧少时效。

单用皂角末吹之亦通。

又方

鹅不食草二钱　川芎一钱　青黛一钱

共为细末。嗅鼻少许，以泪出为度。

齆[①]鼻

不闻香臭。将铁磨石上取末，猪油调，绵裹塞鼻，肉出愈。

又方

干姜为末，蜜调塞鼻。

鼻赤　鼻疮

右寸脉数，湿热内蒸也。

用栀子二钱，黄芩一钱。［黄芩清肺汤］

因酒积者，加葛花一钱。

鼻燥

邪化火而液干也。

---

① 齆（wèng 瓮）：因鼻孔堵塞而发音不清。

贝母二钱　瓜蒌仁钱半　黄芩　橘红　炒黄连各一钱　胆星　黑山栀　甘草各五分［瓜蒌贝母汤］

若兼牙痛而唇焦，胃经邪热作火也，葛根汤主之，见卷三伤寒论治。

鼻出臭气，或鼻脓腥臭［以下四条并详《外科》］

用秤星树根，常煎水服之。

若成肺痈者，再用白及末，米饮调下。

又方

瓜蒂　细辛各一钱　麝香二分

同研末。每用三四分，绵裹塞鼻即出黄水，日一换，三日愈。此方并治鼻中赘肉。

鼻中息肉方

用鹅不食草捣烂，塞之自落。

又方

蚯蚓炒一条　牙皂一片

共为末。蜜调，涂患处即除。

又方

细辛、瓜蒂，同研末。每用三四分，吹之效。

又方

用藕节有毛处一节烧灰存性，为末。吹患处立效。

又方

白矾一钱　硇砂五分

共为末。以三四分吹之，其息肉即化。

鼻中生疮

黄柏、槟榔，共为末，猪油调敷愈。

又方

嫩桃叶捶烂塞之，无叶用枝亦可。

脑漏即鼻渊，流冷涕

用香炉盖上烟子，研细末。每早服八分，开水点生姜汁送下，连服三五次即愈。

又方

白芷一两　薄荷五钱　苍耳子　辛夷花各二钱

共为末。饭后，茶清调服三钱，外以鹅不食草塞鼻自止。

又方

荔枝烧灰存性，绵裹塞鼻内立效。

又方

烧酒半壶，煎极滚，鼻吸热气入脑内，数次即效。

鼻中流黄水不止

与上同。用丝瓜近根三四寸，烧灰存性，食后，酒调服二钱，数次愈，加桑黄、雄黄同研，尤佳。[并治脑漏]

治鼻孔干虫方

用马蹄草放坛内，加香米醋平草上，将鸡蛋一个安入，置本人床下，一夜换蛋一个，数日即愈。

治鼻血单方

凉水浸纸搭鼻，又用凉水浸手巾搭颈后，仰卧得效。

又方

猝然以水噀[①]其面即止。

又方

用槐花末，吹之即止。

又方

生地手掐碎二钱　生艾叶　生荷叶　生侧柏叶各钱半

煎服，一二剂自愈。

又方

生地　栀仁炒各五钱

煎服亦效。

又方

如猝然无药，即用陈香墨，磨浓一杯，开水调服效，或以纸卷蘸香墨，塞鼻中亦可。

又方

鲤鱼鳞炒焦，研成灰。每用五钱，冷水服效。

又方

麦冬去心　生地各五钱

煎服效。

① 噀（xùn 训）：喷。

又方

萝卜捣汁半盏，入酒少许，热服，并以汁注鼻中。

又方

治鼻血久不止。捣蒜如泥，左鼻出血，涂左足心，右鼻出血，涂右足心，血止即急拭去。

又方

头发洗净，烧灰，吹鼻孔，再以水调服一钱。如左鼻孔出，用线扎左中指；右鼻孔出，用线扎右中指；两孔出血，即扎左右中指，血自止。

又方

以薄荷叶塞之亦止。

又方

茅花五钱，水一杯，煎服立止。

又方

白及研末，津调，涂山根上，仍以水服一钱。

又方

血不止。竹青用瓷片刮起、细茶各三钱，煲水饮即止。

又茶泡荸荠，服数十个亦效。

又方

白茅草煎汤，服之即止。

治鼻血时时来者

只用荸荠去皮，放温茶内泡热，多食即除根，不必服药。

又方

鲜新柏叶陈者亦可，煎汤多饮。

唇疮［以下口、唇、齿、舌、咽喉各疾，俱并见《外科》］

用饭甑上滴下汗，擦数次效。

又方

白荷花瓣贴之，亦妙。

唇黑肿痛。用古钱四文，磨猪胆汁，涂之。

唇干裂痛

用桃仁捣烂，和猪油，调涂即愈。

茧唇

口不能开合，风热蕴于脾经也。用青皮烧灰、黄柏等分，为末，猪脂调搽效。

流涎

唾中出沫也。唇红口臭者，为脾热蒸湿，右关脉数，宜用黄芩、芍药各二钱，甘草一钱。［黄芩芍药汤］

口气平和，二便如常，左关沉迟者，为脾冷流涎，宜六君子汤，加益智仁去壳、酒芍各一钱。

六君子汤见卷二脾胃。

治口疮单方［诸疳悉治］

用白螺蛳壳烧灰，加儿茶少许为末，吹患处，二次即愈。

又方

朴硝含之，渐愈。

又方

用生黄柏蜜炒，为末，敷之甚妙。

又方

用儿茶口中含化，即愈。

又方

萝卜自然汁，频漱去涎。

又方

草乌　南星各一个　生姜一块

为末。临卧时，贴两手足心便愈。

又方

用吴茱萸研末，醋调，敷足心。并治口疳、咽喉痛。

口苦

热在胆，胆汁泄也，用小柴胡汤，见后疟疾。

口臭

胃热也，宜用甘露饮，加石膏。

又方

真藿香常噙口中即解。

又方

用蜜陀僧末一钱，醋调漱口。

口渴

血虚液燥，用甘露饮。

枇杷叶去毛　生地　熟地　天冬　麦冬　黄芩　石斛各一钱　甘草五分　枳壳八分

胃热甚，加石膏二钱。

通治口舌生疮，及风火牙痛方［喉痛亦可吹］

生蒲黄　雄黄　儿茶　朴硝各三钱　青黛水飞四钱百草霜柴灶内的四钱　枯矾钱半　薄荷叶去枝梗六钱冰片四分

同研末，瓷罐收贮。每用二三分，擦齿舌，数次即效。

喉痛，用芦管吹入三四次效。

若锁喉风及口内干枯者，以加味甘桔汤见喉痛门漱咽，再调灌药末六七分，尤妙。

又法

凡患口牙喉舌疮，上热足凉者，用白矾三两，热汤化之，以足浸半日即效。

治白口疮方

五倍子钱半　白矾六分

共研细末。分作两次，用香油调搽即愈。若擦愈，勿再擦。

治红口疮方

用青黛水飞过二两　黄柏八钱　薄荷去枝梗八钱儿茶一两

共为细末。每用六七分敷之，或加冰片三分于药内，尤效。

口燥，咽干痛

肾热，水涸也，大承气汤主之，见卷三伤寒论，尿赤便结方可用。

软牙疮方

生蚬三四个撬取肉，将壳二只煅灰，和蚬肉捶烂，敷之甚效。

牙痛

平日小便咬紧牙关，行之有常，永无牙疼。

又方

青盐　火硝　硼砂　樟脑各一钱

研末。不论风火虫蛀，擦之，痛立止。

凡牙痛，当治于未痛之先，取鲜旱莲草捣汁，拌食盐炒。每晨取盐擦牙，自无牙痛之患。或用桑叶捣汁，炒盐亦妙。

又方

槐条熬浓水煮，盐炒，干擦亦佳。

又方

用石膏二两，明矾六钱，俱半生半熟，研细末。擦之，常用永无齿痛。如痛者，擦四五次效。

又方

清明日取柳疙瘩即柳新芽未伸开者，焙干同炒盐等分为末。每用擦牙，固齿止疼。

风火牙痛

元参五钱　青盐五分

水煎服。

又方

松木节一小片，咬痛牙上，立止。

又方

杉树皮煎浓汤，漱之。

又方

辣椒根煎汤，含漱俱效。

立止齿痛

火硝一钱　冰片一分　雄黄一分　元明粉五分

共为末，擦患处效。

又方

花椒七分　细辛七分　白芷　防风各一钱

浓煎，漱齿三次即效。

又方

用荜茇、细辛、樟脑各一钱，为末。每用四五分搽牙，立刻满口清凉，低头流涎，温茶漱去，切勿咽下，擦数次即愈。

又方

牙硝　樟脑　硼砂　青盐各一钱

共为细末，用凉水蘸搽患处，立效。

又方

冰片　朱砂等分

共研末，擦之。

又方

雄黄　没石子各一钱　细辛五分

左边痛，用少许吹入左鼻孔中，再用少许吹入右耳。右痛，用少许吹入右鼻，又吹入左耳。

牙根肿痛

用五倍子一两瓦焙，研末。每以五分敷痛处，吐涎渐止。

又方

用马齿苋嚼汁，含之亦效。

牙齿热痛

唇舌红，口臭，胃火有余，肾阴不足也。用熟地四钱，石膏、麦冬各三钱，知母、牛膝盐水炒各钱半。［玉女煎］

牙齿寒痛

唇舌不红，口不臭。用牛奶树根煮鸡，食之极效。

又方

取壁钱包胡椒末，如左边齿痛塞左耳，右边齿痛塞右耳，枕之，侧卧少刻，额上微汗即愈。

又方

用川椒、荜茇、韭子等分，研，加青盐搽之。

牙疳

牙根烂或黑，前通治口舌生疮药可搽。口闭者，用皂角末吹鼻即开。

用寒水石二钱，青黛水飞一钱，蒲黄一钱，儿茶钱半，冰片二分，研末，擦数次愈。余详《外科》及《幼科》。

牙龈肿烂，出臭水

用芥芽根烧存性，研末，连敷六七次效。

又方

瓦松　白矾等分

水煎，漱之立效。

虫牙痛

韭菜子一大撮烧捻，先将芦一头，纸粘如喇叭样，吸此烟，牙痛处，其虫俱出，温茶漱口。

又方

用川椒盐水炒七钱，枯矾三钱，共为末。每日擦牙不复发。

又方

雄黄末和枣肉为小丸，塞牙缝，多次效。

齿酸

嚼胡桃肉解之，久而可愈。

取牙

用白马尿浸茄根三日，炒研，为末，点在牙根，须臾其牙可落。切勿近好牙。

齿折重生

取雄鼠脊骨为末，每日擦揩折处，一月内即生。

又方

用雌、雄鸡屎各十五颗焙研，入麝香末一分，先向牙根以针挑破，血出敷之，十日之间，即可重生。

舌黑［舌黑粗干，属燥火］

燥渴，胃火炽甚也，白虎汤主之，见后伤寒论治。

舌苔滑者

邪未化其火也，宜用二陈汤。

舌黑而润，口不渴，属阴虚，用六味地黄丸见耳聋。并治舌底咽干，不喜饮冷。

重舌胀肿

重舌、木舌皆属心火。用川连末一钱，灯草汤下，二服效。

又方

治重舌肿胀。用铁锁烧红打下锈，研末，水调，噙之。

舌肿破烂

用黄连、黄柏各五分，青黛水飞一钱，冰片一钱焙干，为末。每用三分，吹之自愈。

木舌肿强

用糖醋，时时噙漱。余详《外科》。

舌卷囊缩

邪入厥阴，寒涸也，用大承气汤，见伤寒论治。

小舌落下三妙方

用盐橄榄并核烧灰存性，研末，吹之即上。

又方

以吊扬灰尘点之亦上。

又方

以食盐炒热，点数次亦上。先用筷将大舌压住，然后吹点药，方能上。又用吹喉药吹之亦可。

治舌下肿痛欲死

用皂矾二钱瓦上焙红，研末，好醋调敷即愈。

又方

醋调百草霜柴灶内的，敷舌上下，数次效。加盐，用井水调涂更佳。

治舌上出血

用香薷煎水，含咽效。

又

舌梗出血，用木贼四钱，煎水，漱口即止。

又方

槐花末糁之亦效。

又方

头发烧灰，醋调，敷患处愈。

重舌哦喉

用川连、雄黄各四分，冰片二分，共研细末，吹入即愈。

治舌长过寸［以下至走马喉风，并详《外科》］

用冰片五六分，研细，敷之即收。

又方

用番木鳖四个刷净毛，切片，黄连切一两，水二碗，煎至一碗，以舌浸水内，良久，舌自收。

又方

用雄鸡冠血一小杯，浸之即收。

喉风，舌大如脬①

不急救，即死。用冰片一分，火硝三分，青黛二分，胆矾二分，僵蚕五分，硼砂三分，共为末。吹之即愈。

又舌肿四方

用皂角不拘多少，以新瓦火煅至红色，于地上候冷，研细，将病人用铁钳拘开牙齿，以药末搽其舌上即活。

---

① 脬（pāo 抛）：原指膀胱。此处当引申为舌体肿胀鼓起。

又方

柴灶内百草霜和酒，涂舌下即愈。

又方

用生蒲黄，研末，搽之即愈。

又方

用鸡冠血涂舌上，咽下即消。

舌疮

或白苔干涩，语话不清。用前通治口舌喉疮方，搽之，自效。

又方

先以生姜蘸蜜水揩洗，再用薄荷自然汁与白蜜调敷。

咽　喉

多属肺经而来，凡喉闭有痰者，吹药内加皂角末少许，无痰者莫浪用。

凡喉痛一起，怕冷畏风，头痛，自热则内有表邪，其矾汤酸涩等药，不可遽用，先服加味甘桔汤，加羌活、防风各一钱。

甘桔汤

甘草三钱，桔梗二钱，再加荆芥、牛蒡、炒贝母去心各钱五分，前胡一钱，薄荷五分，名加味甘桔汤。

喉痛初起

宜甘桔汤水煎，候温凉，徐徐呷服。

唇焦、口渴、舌燥、便闭、尿赤，加味甘桔汤加木通、连翘、山栀、黄芩各一钱；若内热甚，或饮食到口即吐，加黄连一钱；若有肿者，加银花五钱，先服一二剂，而后用吹药；若不能吞药，先以前药水，含二三口漱出，再吹药，吹后又以药水漱口，吐涎效。

紫袍散

治十八种喉风。

青黛水飞　石青雄黄各一两　胆矾　人中白　硼砂元明粉各五钱　黄连二钱　真冰片五分

共为细末。瓷罐收贮，勿令泄气，急时以二三分吹喉愈。

风火喉痛，气闭

命悬顷刻，一时无药，或有药不进者。急将两臂以手勒数十次，取油发绳紧扎大拇指，以针刺指甲内侧离肉一韭菜叶许，即少商穴，血滴下，其喉即解，男左女右。重者，两手十指齐针。

又方

蚯蚓取汁，吞之即开。

又方

白僵蚕，为细末。姜汁调，灌下立愈。

又方

马蔺根捣取汁，谳[1]之，口噤，灌下即愈。

---

① 谳（yàn 咽）：指吞咽。

又方

用胆矾，研极细，无胆矾以绿矾代之，以好醋调灌，吐出胶痰即愈。

又方

治喉闭危急。巴豆肉以纸压取油，用纸做捻子，点灯吹灭，以烟熏鼻中，一时口鼻流涎，牙关自开。［凡实症、阳症，大便结，小便短涩］

急喉风方

先服加味甘桔汤，加银花五钱。若牙关紧闭，以皂角末吹鼻中，用醋磨紫金锭灌之，紫袍散吹之。

又方

取蜒蝣[①]入瓶，加乌梅肉压之，即化为水，遇患时取，滴喉间即愈。

又方

枯矾一钱，百草霜二分须茅柴灶釜脐内者佳，同研细末。用管吹之，呕吐胶涎立效。

又方

巴豆一粒不拘何物，包好塞鼻孔，男左女右立愈。

又方

墙壁上喜窠数个瓦上炙燥，研极细末。吹入喉中，血散痰消立愈。

---

① 蜒蝣：即蜒蚰。

又方

用冷水将石蟹于瓷器底上磨出汁来，以少许滴喉中效。

又方

腊月八日，取雄猪胆一个，装入白矾末，阴干，研末收好。次年腊月八日，再取雄猪胆入前胆矾末，如此三四次。遇患者，用一分，吹之立效。

凡单乳蛾、喉痹、喉痈肿痛，吐咽不下，命在须臾者皆效。宜预制以救人。[喉蛾，晚间切忌灯照]

凡喉痛，大便燥结者，宜服加味甘桔汤，加木通、黄芩之类，并用猪胆导法。

缠喉风撮口

满片飞红，肿痛胀塞，红丝缠喉，吐涎沫，食物难入，甚则肿达于外，头如蛇缠。

先服加味甘桔汤，加黄连七分。[若见满片飞红，不必针刺]以黄齑汁调元明粉少许，灌喉中，搅去其痰。如痰不出，用土牛膝连根捣烂，和酸醋灌之。

又方

急用牵牛鼻绳，用穿鼻一段烧灰存性，吹之甚效。

又方

牙皂一两去皮弦，研末。醋调，敷外颈上，干则易之极效。并治乳蛾。

又方

用牙皂去皮弦五钱，水二杯，煎一杯，加蜜一匙，调服，痰出立止。

如牙关紧闭，不用蜜，但加醋三匙，调末入喉立效。

又方

芒硝一两　白僵蚕五钱　甘草二钱半　青黛一钱

共研细末。每取二三分，吹之。又用前紫袍散，吹之亦效。

缠喉风，硬舌根而烂两旁

急服加味甘桔汤，吹以紫袍散，缓则不救。

若有烂处，以头发做帚子，用甘草汤洗净，吹药自效。

喉闭乳蛾

肿于咽之两旁者，为双蛾；肿于一边者，为单蛾。能刺最妙，否则针少商穴亦可。

用鸡肫皮勿洗，干烧为末，用竹管吹之立愈。

又方

用燕子窠泥、雄黄各等分，共研为末。以堆花烧酒调，敷咽喉外两旁即愈。

又方

用壁上蜘蛛白窠取下，将患者脑后头发一根，缠定蛛窠上，以银簪挑窝，烧存性，为末，吹入患处即消。蜘蛛有花者不可用。

又方

本人头上有红点，即针破之，或红发摘去，其毒即解。

又方

人指甲烧灰，吹入喉内。

又方

马千子[1]一个要去净毛，用瓷瓦片细细刮下四分之一，以管吹入喉内，须臾即破出血，以皂角煎水，漱之极效。

又方

土牛膝连根带土，捣烂，如弹子大，用酽[2]醋浸汁，漱口。

又方

马蔺汁漱之立愈。

又方

一时或无药急救，即用柴灰冲汤，数杯服之亦效。

又方

用火酒拍颈取麻，下刮即刻见泡，瓷针刺破，仍含酒吮出血，将盐蛋泥封上，即刻开关。

又方

如蛾子生在喉窝为落井，不能窥探，急按鱼尾穴即手

① 马千子：即马钱子。

② 酽（yàn 咽）：浓。

大指后窝中是，用灯火三灸，再针刺少商穴［少商穴见前］，出血立效，仍服加味甘桔汤或解毒汤。

又方

生掘土牛膝根洗净，忌铁与油，以指爪摘断，入瓷碗中，滴入人乳和拌，用木搥捣烂，然后将碗坐热水中，熬出药汁，以茶匙挑药汁灌入鼻中，男左女右，片时，肿消疾愈，神效。

伤寒传少阴，口燥咽痛

用甘桔汤，见上。

下利清水，内有燥粪，腹拒按，目不明，用承气汤，详伤寒论治。

治喉中结块，不通水食

口舌疮俱可搽。百草霜柴灶上锅底刮取一两，蜜和，如芡实大。水化一丸，灌下。甚者，不过二[1]丸。

用桔梗二钱，牛蒡七分，薄荷五分，甘草一钱，煎汤，先漱口，吐出，再将药汤一杯化下，尤妙。

又方

治喉肿，不能下饮食。用白面一两，黄柏末五钱，淡醋调，涂喉外肿处。

又方

白萝卜捣汁，徐徐咽之即愈。

① 二：原作"一"，据光绪本改。

又方

大蜘蛛一个　胆矾四分

同研末，焙干。吹之愈。

喉痹已破，疮口不收

用猪脑髓，蒸熟，入姜醋食之。

喉中忽生肉，如桃如云，层层而起

用绵裹筋头，蘸食盐，点肉上，一日五六次，自消。再服加味甘桔汤，加川连、陈皮各一钱，自愈。

喉疔

形似靴钉，但差长耳。

先以小刀刺点，随用紫袍散吹之，再服加味甘桔汤，加鲜菊花一两，用根亦可。

若不能刺，以冰硼散箸头蘸点六七次，再吹药，服药亦效。

走马喉风

喉舌之间，暴发暴肿，转肿转大，一名飞疡，不急治，即杀人。

用小刀点出血，淡盐汤洗之，吹以冰硼散或紫袍散，仍服加味甘桔汤，加银花一两。若牙关紧闭，则用搐鼻散二三分，吹鼻中，以醋磨一紫金锭，灌之。［紫金锭见《外科》］

搐鼻散

细辛去叶　皂角去皮弦各六钱　生半夏三钱

共研细末，瓷瓶收贮，勿令泄气，以便听用。每用二三分，吹鼻中。

虚火喉痛

色淡微肿，尿清便利，脉虚细软，食减少，此因神思过多，脾气不能中护，虚火上炎，乃内伤之火，名曰慢喉风。

午前痛者属阳虚，四君子汤，见脾胃部，加五味、当归、桔梗、麦冬；午后痛者属阴虚，四物汤，见心部血病，加桔梗、元参；如不效，则用六味地黄汤，见耳聋，加桂枝、五味子各五分，或用八味地黄汤亦可。

以下虚火各症俱忌刀砭，勿吹凉药。

阴虚喉痹

其症亦内热，口渴喉干，或唇红额赤，痰涎壅盛，然必尺脉无神，或六脉虽数而浮软无力，但察其过于酒色或素禀阴气不足者，是皆肾阴亏损，水不制火也。

火盛者，用六味地黄汤，加黄柏、知母各钱半；火微者，必不喜饮冷及大便不坚，小便不热，俱宜大剂六味地黄汤，见耳聋。[虚实之症，上病察下]

格阳喉痹

由火不归元，则无根之火客于咽喉而然，其症则上热下寒，全非火证。

凡察此者，但见六脉微弱，全无滑大之意，此下体绝无火症，腹不喜冷，即其候也，盖此症必得于色欲伤精，或泄泻伤肾，或本无实火而过服寒凉，速宜用镇阴煎为上，或八味地黄汤次之，或用蜜蘸附子含咽亦效。

镇阴煎

治阴虚于下，格阳于上，则真阳失守，血随而溢，六脉细脱，手足厥冷，危在顷刻而血不止，皆温服。并治格阳喉痹，冷服。

熟地一两半　牛膝二钱　炙草一钱　泽泻钱半　肉桂钱半　制附七分或一二钱

阳虚喉症

喉痹日久，过于攻击，致伤胃气，有艰于饮食者；又有体气素弱，不耐劳倦而伤胃气者。

凡中气内虚，疼痛外迫，多致元阳飞越，脉浮而散，或弱而涩，其症声如鼾睡，痰如拽锯者，此肺胃垂绝之候。急以人参二[①]三钱，煎浓汤，徐徐饮之。

如痰多者，或加竹沥亦可，迟则不救。

喉癣

多阴虚劳损，满喉生疮红肿，久不能愈，虚火症也，

① 二：原作“一”，据光绪本改。

宜用阴虚喉痹之法治之。

如咳嗽，吐衄，多热，宜用四阴煎。

四阴煎

生地三钱　麦冬肉　白芍　百合　沙参各二钱　茯苓钱半　生甘草一钱

卒然喉痛，失声音

用橘皮煎水，服之。

又方

生姜捣汁，常饮之。

又方

人乳合竹沥，温服。

冒风失音

炒槐花二钱，夜仰卧，吞之。

暴咳失音

用杏仁、姜汁、白蜜各一两，紫菀、五味搥扁各三钱，贝母、桑皮各四钱，水煎三碗，时服即愈。

中风不语

用龟尿，点少许于舌下，即出声。

声音不开

用陈皮、生姜各一钱，甘草六分，砂糖一两，煎水，徐徐服之，自愈。

喉痛失音

猪牙皂角和霜梅，为末，噙之。

叫破喉及喉痛方

山豆根炒，水淬，以火炭加入炒之，取汤服之，一二次愈。

误吞竹木屑及芒刺

用铁秤锤烧红，淬酒饮之。或用芝麻炒，研末，滚水调服。

鱼骨鲠

用硼砂六七分，噙化，其骨脱然而失。

又方

即用碗内鱼眼一个，以鱼汤吞之，其骨即下。

鱼骨鲠①，用鲤脊三十六鳞，焙研，凉水下，其刺自跳出，神效。

又方

栗子肉上薄皮烧灰存性，吹入即下。并治诸骨鲠。

一切哽喉及吞金银诸物

俱见《急救方》。

---

① 鲠：原作“哽”，据上下文义改。

颊车开不能合

用皂角末，吹其鼻，嚏出自合。

下颏落

含乌梅一个，即上。

项下卒肿坚硬

用海藻、昆布，内煮食，外浸烂，捣敷必用。余则于风热湿三者参之。

癋[①]颊热肿 ［痄腮并详《外科》］

赤小豆末，和蜜，涂之即消，或加芙蓉叶尤效。

又方

老丝瓜烧存性，研末。清水调搽。

项软

天柱骨倒，肾脉空也。

熟地五钱　山药　枸杞　杜仲各二钱　山茱　肉桂　熟附子　炙草各一钱［右归饮］

又方

五加皮为末，酒调，敷项骨上，干则再易，湿者敷之。

项强

用生木瓜二个挖开，乳香、没药各二钱五分，入木瓜

---

① 癋：此指生于腮部的一类疾病。

内，仍盖好扎定，饭上蒸四次，捣成膏。每服五匙，加地黄汁半盏，酒二盏，炖温服，数次即瘥。

又方

黑豆蒸熟，纳袋中，枕之。

又方

生桃叶蒸熟，入袋中，着头上熨之。

又方

蓖麻叶捣敷亦效。

又方

取活鼠破腹，去五脏，热敷之即愈。

瘰疬

肝病，左关必弦数，血燥筋急而生也。［此症忌用针刀，并详《外科》《妇科》《慈幼集览》］

蒸元参　醋煅牡蛎　蒸川贝母各四两

蜜丸。每服三钱，初起即散，久服亦消。间服逍遥散尤效，方见首卷头眩晕。［消瘰丸］

有溃烂者，贴以万全膏，见《外科》首卷，余并详《外科》《妇科》。

卷二　中身部

肩背

寒湿入经络，肩背臂痛

用秦艽钱半，桑枝炒三钱，天麻、羌活、陈皮、川芎各一钱，炙草五分，生姜三片。[秦艽天麻汤]

若挟寒，则加桂枝。[以下七条，俱可贴万全膏或大附子膏，见《外科》]

肩背痛

痛在肩前，属大肠，当泻风热，通肺气，用羌、防、升、柴、桑皮、贝母、陈皮、白蔻、姜黄等药；若面白气短，必用参、芪、当归，外贴万全膏；痛在肩后，属小肠中风，热气郁而不行，用羌、防、藁本、蔓荆、木通；若心血虚，则宜养血，外贴万全膏。

治风湿臂痛

羌活　独活　川芎　当归　甘草各一钱　白术二钱　姜五片

煎服。

一方

治臂痛，非寒非热，盖气血滞也。

姜黄三钱　白术一钱半　羌活五分　甘草三分

水煎，服之。

痰多，加苍术、南星、炮半夏、制陈皮、茯苓、香附子各八分，威灵仙三分。

并治水饮，或兼用万全膏贴之。

筋骨挛痛

用羊颈骨浸酒，常服，外贴万全膏。

背伛偻

中湿，背伛偻，手足成废。用甘遂一钱，为末，入猪腰子内煨，食之，上吐下泻即愈。

腰脊间骨节突出亦是中湿，以上法治之。

老人伛偻，乃精髓不足，宜用补肾益精之剂，兼贴以大附子膏，见《外科》总治，或万全膏见《外科》首卷。

背寒

凡肩寒及背恶寒皆可用。

葱姜炒热，熨擦，外贴以附子膏、万全膏、御寒膏。

背心常一片冰冷者，痰饮也，服二陈汤，加苏子、香附、羌活、苍术之类二三剂，葱姜为引，外用煨姜切开，乘热擦患处，贴以万全膏或附子膏，数日起下，拭干气水，灸热复贴，半月一换膏药，自愈。御寒膏亦可。

御寒膏

治背恶寒及妇人产后风寒，手足厥冷至骨。又治腰痛。

生姜半斤，取自然汁，入黄明胶三两，乳香、没药各一钱半，铜勺内煎化，移在滚汤上，顿以柳条搅至成胶，又入川椒末三钱，再搅匀，用皮纸摊贴患处，时以鞋底烘热，熨之，候五七日脱下，或起小泡，乃寒湿之气外出也。

龟背

背骨高突如龟，此先天不足也，用八味地黄汤见首卷耳聋，及十全大补汤见卷三虚劳，加鹿茸、龟板，为丸。俟其长养，或可全十之二三。余见《慈幼》。

手　足

手指掣痛

用清酱，和蜜，温热浸之效。

肢体瘫痪

用蟹四五十只，桂枝五钱，以绢盛之，入烧酒五斤，浸十日，饮每数杯。酒完，再入五斤，饮尽，连蟹食之即见效。

年久瘫痪效方

用槐枝、柳枝、椿枝、楮枝、荔枝、白艾各一斤，煎水三大桶，夏日用大盆浸洗，水冷添热，洗后覆被取汗。忌见风，三七日如未全愈，再洗即愈，甚效。［以上三症俱可

贴大附子膏，见《外科》总治，或万全膏见《外科》首卷]

软瘫

用桦树皮烧灰，为末。每服二钱，酒下，日服，自见愈。

四肢软

脾虚也，用四君子汤加陈皮主之。

四君子汤

治气虚，脾胃不足之症。人参三钱，土炒白术、茯苓各二钱，炙草五分，生姜三片，大枣二枚，加陈皮一钱，名异功散，再加法夏钱半，名为六君子汤。

四肢冷［以下五条，右关脉必细软或沉迟，唇淡白］

阳气不营于四肢也，用附子理中汤主之。

熟附钱半　白术二钱　干姜　炙草各一钱

厥脱

气息火衰也。前附子理中汤加二倍，再加人参二三钱主之，并用葱熨脐，见伤寒。

踡卧厥冷

命门火衰也，右归饮主之，方见一卷项软。或用附子理中汤，见前。

手足麻木

脾肺气虚，宜补中益气汤，加半夏、桑条、茯苓。外用桑枝并叶煎汤，浸洗。

麻木

十指麻木，胃中有湿、痰、热、血。二陈汤加苍术[1]、桃仁、红花，少加附子数分，行经血；或四物汤加苍白术、陈皮、茯苓、羌活、苏木、红花。

手足麻木，用四物汤合二陈汤，加桃仁、红花、白芥子、竹沥，即双合汤，二陈汤见后痰饮。

一切手足风痛，及酒脚风、漏肩风，湿气作痛神效方

用葱、蒜、姜各取自然汁一碗，醋一小碗，共熬浓，入飞面二两，牛胶四两，熬成膏，用青布摊贴患处，或加凤仙花汁一盏。

麻骨方

有自头麻至心窝而死，或自足心麻至膝盖而死者。用人粪烧灰，豆腐浆水调饮即止。

又方

楝子烧灰，为末。每服三五钱，黄酒下即止。

胸满痛

肺气郁而胀也。用桔梗二钱，川贝、百部、白前、橘红、旋覆花、茯苓各钱半，甘草五分。

若左关脉洪兼少阳胆经邪气结聚也，用小柴胡汤，见

① 术：原作“末”，据光绪本改。

疟疾，加桔梗一钱五分、枳壳一钱主之。[一名加味甘桔汤]

胸膈痛

用韭菜汁半钟，服下即止痛，多服一二次尤佳。此方胸膈以上皆可用。

胸胃肚腹痛

属肺脾二经。用香附一两醋炒，蟾肚、郁金一两，炒元胡索一两，炒广木香二钱，共为细末。好酒服二钱，即愈，或开水送下亦效。

胸胀闷者

积滞也，保和丸主[①]之，见脾胃部食积胀痛。[以上四症可与心腹诸痛参看]

胸胀痛

蓄血也，泽兰汤主之，见心部血积。

胸痛呕脓

胃脘痈也，不必治而自愈。

结胸

满而不痛为痞，满而痛为结胸，痞闷较结胸稍轻，治法见后。伤寒下早，邪热结聚，成为结胸。

紫陷汤

治热实结胸，心下满硬懊侬，烦燥而渴及水结、痰结

① 主：原作“上”，据光绪本改。

等症。

半夏三钱　瓜蒌仁　柴胡各二钱　黄芩　黄连各一钱　人参七分　甘草五分

上剉。入姜五片，枣二枚，用水煎服效。

半夏茯苓汤

治伤寒，饮水过多，水停心下，为水结胸，但头汗出，身无大热，心下满，揉之汩汩[①]有声。

半夏制　赤茯苓各二钱　陈皮　人参　白术各二钱

水煎服。

寒实结胸

身不热，口不渴，只心中胀硬而痛，无热症，宜枳实理中丸。

白术　枳壳面炒　茯苓　人参　炙草　炮姜

共为末。每一两作四丸，热汤化下，甚效。[枳实理中丸]

或少加芍药、陈皮亦效。

罨[②]结胸法

用初出壳黄毛鸡子一只，生姜四两，共捣烂，微炒，温摊在胸前结实之处，外以绢帛缚之，候半日许，觉腹中热燥解去，更以热手揉之。

---

① 汩汩：原作“泪泪”，据上下文义改。

② 罨（yǎn 眼）：疑为“盦（ān 安）”的坏字，引申为外敷。

又熨法，治阴症结胸，手足厥逆。大葱白十根，生姜一两，捣烂作饼，炙热，贴脐中，以熨斗火熨饼上，待热气入内，觉响即止，候用枳实理中丸之类服之。

结胸灸法

用巴豆十粒去皮，研细，黄连末一钱，上以津唾和成饼，填脐中，以艾灸其上腹中，有声其病去矣。不拘次数，以病去为度。灸了即以温汤浸手帕拭之，恐留久生疮。

一切心腹腰胁背若痛，川椒为细末，醋和为饼，贴痛处，用艾铺饼上，发火烧艾，痛即止。

枳术[1]汤

治心下坚大如碗，边如旋盘，名曰气坌[2]，乃水气所结也。用白术四钱，枳实面炒二钱，上剉片，水煎，服之效。

龟胸

右寸脉数，肺热而胀也，用白虎汤主之，方见卷三伤寒论治，加桑皮二钱，地骨皮三钱。若喘急者难治。

胁 痛

左关脉弱或空大，肝血不营筋也，用四物汤。

熟地　当归各三钱　白芍钱半　川芎一钱

---

① 术：原作“木”，据光绪本改。

② 坌（bèn 笨）：积聚。

右加香附、陈皮；左加柴胡、瓜蒌。

若左关脉洪，邪入胆经，小柴胡汤主之，见疟疾，加山栀、枳壳各一钱。[以下五条并详肝部]

胁下疼痛

用地肤子，研末，酒服二茶匙，数次效。

右胁痛

右寸脉有力，肝移邪于肺也。

枳壳　郁金各一钱　桂心　炙草各五分　桔梗　陈皮各八分　姜一片　枣二枚

左胁痛

左关弦而洪，肝气不和也。

柴胡　陈皮　川芎　枳壳　醋炒香附各一钱　炙草五分[柴胡疏肝散]

又方

大瓜蒌一枚连皮捣　甘草二钱　红花七分

水煎，服之。[瓜蒌散]

又方

治肝气痛。用吴茱萸七钱，黄连一两，共研末，蜜丸。每服二钱。[左金丸]

肝积在左胁下

用和中丸，见脾胃积聚，加柴胡、鳖甲、青皮、莪术各一钱。

肺　部

手太阴脉主气，属西方，色白，形如华盖。凡声之出入，气之呼吸，自肺司之，其性娇嫩，故与火为仇，其体属金而畏燥，故遇寒亦咳。凡目白及右颊鼻，皆其分野，然恃肾水充足，不使虚火烁金，则长保清宁之体矣。

肺有里症，亦有表症，肺主皮毛也。邪在表，右寸脉必浮，其症为发热，为喷嚏鼻塞，为咳，为嗽，为畏风，为胸满痛，为喉痛，为鼻燥，为伤暑风，为中时疫。

肺虚，右寸必细，其症为自汗，为咳嗽，为气急，为咯血，为肺痿，为虚劳。

肺实，右寸脉必有力，其症为气闭，为痰闭，为暑闭，为水闭，为火闭，为咽痛，为发喘，为右胁痛，为肺痈。

肺寒，外感居多，右寸必迟，其症为清涕，为咳嗽，为恶寒，为面痿白。

肺热，右寸必数，其症为目赤，为鼻衄，为咽痛，为咳嗽浓痰，为酒积，为龟背，为小便不利，为便血。

自汗［右寸脉细，以下五条同］

气虚表不固也，用八珍汤。

熟地　当归各二钱　白芍钱半　川芎八分　党参　白术各二钱　茯苓钱半　炙草六分

加黄芪三钱，麦冬肉钱半，五味子八分。余详心部诸

汗。［八珍汤］

气急

金不生水而虚火上炎也。

用熟地四钱，萸肉、山药、茯苓各钱半，丹皮、泽泻各一钱，加知母、黄柏各钱半，此滋水降火之剂也，名知柏八味丸。

咯血

阴虚火动也。

初宜四生饮，见后心部血病，兼服生地黄汤，见后虚劳。［余详心部血症］

肺痿

火刑金而肺叶焦也。

用洋参二钱，白术、茯苓各一钱，当归钱半，苡仁三钱，麦冬肉二钱，黄柏、知母、炙甘草各五分。余详《外科》肺痈下。［五痿汤，治五脏交热而痿］

虚劳

见卷三。

气闭

气壅塞经络而满闷也。

用加味甘桔汤主之，方见上胸满痛。［右寸脉有力，以下七条同］

痰闭

顽痰壅塞也。

用清膈煎主之，见心部痰壅心胸。

暑闭

用消暑丸，加香薷、木通。详见伤暑。

水闭发喘

胃经蓄水而浸肺也。五皮饮主之，见水肿。

风闭

风闭者，风郁于肺而喘胀也。

用麻黄四钱，杏仁三枚，甘草一钱，桂枝二钱，治太[①]阳无汗，此方宜于西北。［麻黄汤］

火闭

火郁于肺而喘胀也，宜白虎汤主之，见伤寒论治，加桑皮、麦冬各一钱。

咽痛

见前咽喉部。

肺痛

隐隐而痛，吐痰腥臭，右寸脉有力。

用桔梗、白及、炒葶苈各八分，甘草、贝母各钱半，

① 太：原作“大”，据上下文义改。

苡仁、银花各五钱。[桔梗汤，余详《外科》]

咳嗽

咳者，无痰而有声，气为邪遏也。

用桔梗、前胡、苏子、赤芍、桑皮、蜜炙陈皮各钱半，杏仁三钱，姜汁炒竹茹一钱，甘草五分。

又方

用贝母、茶叶各一钱，冰糖三钱，共为末。滚水下。

又方

甜梨一个刺五十孔，每孔纳胡椒一粒，面裹煨熟，待冷，去椒食梨。

又方

白糖三钱，生姜三钱，捣烂，同贮瓷碗中，露一夜，白萝卜一个切片，煎汤下。

又方

治气嗽、痰嗽。

甘草四两，橘红淡盐水炒、生姜焙干各半斤，神曲炒半斤，打糊为丸。每服三钱，效。

痰嗽，加半夏、茯苓各一钱。

嗽者有痰，用止嗽散。

止嗽散

治诸般咳嗽。

桔梗蒸、荆芥、紫菀蒸、百部蒸、白前蒸，以上各八两，甘草三两，陈皮水洗去白四两，共为末。每服三钱，开水下。

初感风寒，生姜汤下。[方见下]

初感风寒，头痛鼻塞，发热恶寒，咳嗽。本方加防风、荆芥、苏叶、生姜，煎服以散邪。

若邪已散而咳不止，专用本方，或兼用胡桃人参汤以润之。

咳嗽，矢[①]气，小肠寒嗽。本方五钱，加酒芍一钱。

咳嗽，右寸脉细者，则宜异功散。

若汗多食少，脾虚也，用异功散，见脾胃，加桔梗一钱，五味子搥扁五分。

若暑气伤肺，口渴，心烦，尿赤而咳嗽，用本方加黄连、黄芩、花粉。

若咳嗽，吐脓痰，右寸数者，加知母、黄芩、花粉、川贝各一钱。

若湿气生，痰涎稠粘，本方加半夏制、茯苓、生姜、大枣。

若秋燥烁金，干咳无痰，本方加瓜蒌、贝母、柏仁去油、麦冬，服一剂后，加五味子五分，此治外感法也。

至移热于五脏六腑，咳嗽数十症，加减之法俱详《医学心悟》。

---

① 矢：原作“失”，据上下文义改。

胡桃人参汤［去生姜，加葳蕤五钱，并治阴虚咳嗽］

人参五分　胡桃连衣，三钱　生姜三片

滴油散

治痰嗽，面浮如盘。用蚌粉新瓦上焙干，炒令通红每半两加青黛一钱，以淡齑水即菘菜泔浸一宿水，滴入麻油数点，调服即愈。

肾虚咳嗽

两尺脉细软，至夜尤甚，六味地黄丸主之，见卷一耳聋，加白蜜、胡桃。

老人咳嗽，不得卧

用北杏去皮尖，炒、核桃肉各等分入，炼蜜丸，弹子大。临卧每服一丸，细嚼，姜汤下，加生姜亦佳。

老痰喘嗽，气多胸满

用苏子、萝卜子、白芥子等分，晒干纸上，微炒，研细煮汤，随饮食啜之。［三子养亲汤］

肺火咳嗽

梨汁　白蜜　萝卜汁　藕汁　姜汁各三两

同熬浓膏。每用二三钱，噙化效。寒嗽则不宜。

咳嗽气喘

用生山药捣烂半碗，入甘蔗汁半碗，和匀，顿服，立止如神。

久嗽不止［劳嗽分见虚劳］

宜补土生金。宜六君子汤，见后脾胃泄泻，间服六味地黄丸，见前耳聋，加白蜜、胡桃润之，其嗽自止。

又方

贝母三钱研末，白蜜一两，和匀，于睡后初醒时冲服，效。

又方

蜂蜜、生姜汁各半钟，调服数次，愈。

又方

猪腰子二个，入川椒七粒，水煮熟，啖之。

又方

用大萝卜一个，切糯米糖二两，萝卜一层，糖一层，铺堆，煮之，吃水即愈。

久喘嗽薰药：南星、款冬花、石钟乳、郁金、雄黄等分，为末，以生姜一片含舌上，用艾烧药，含烟入喉中即效。

咳嗽有血

用小儿胎发烧灰，入麝香少许，酒下。男用女胎发，女用男胎发。

哮　喘

哮症，古人专主痰，谓寒包热，须表散之。多感于幼时，客犯盐醋，遇风寒则发，冬初尤多。须淡饮食，行气化痰，禁凉剂，亦禁热剂，宜苏子、桑皮、枳壳、青皮、桔梗、前胡、半夏、杏仁、山栀之类。[喘而鼻塞，用加味甘桔汤，见前卷咽喉]

喘者，气上冲而不得倚息也，胀满有痰声，抬肩撷肚，为实喘，宜苏子、前胡、枳壳、陈皮、半夏、杏仁、青黛、乌药之类。

咳嗽而烦燥者，加黄芩、石膏、栀子；热渴，去半夏，加花粉、元参、枇杷叶、栀子、麦冬。

若短气，呼吸不能接续，无痰声，不抬肩撷肚，乃元气虚，非喘证也，不可泻肺，当补气，服真元饮，人参一钱，胡桃不去衣五钱，杏仁去皮尖二钱，加姜自效。或用枸杞四钱，姜、枣煎亦效。[真元饮]

若阴虚，火烁肺金，其症自小腹下而起，左尺脉大而虚，宜大剂六味地黄汤，加麦冬肉二钱，五味子钱半，煎服效。或用六味丸，加知母、黄柏亦效。[八味地黄汤加倍为大剂]

治吼

即哮病。用野猫肝焙干，研末，蜜和为丸，如梧子大。每服十丸，姜汤送下，极效。

又方

取盐蝙蝠一个去毛，焙，为末，黄酒冲服。

又方

霜打过丝瓜藤四两，水三碗，煎至一碗，早晚二服，自愈。

治哮喘

用苎麻取根数两，和砂糖烂煮，时时细嚼二三钱咽下，永绝病根。

又方

南星、半夏、陈皮各一两，甘草五钱，先以南星、半夏研末，姜汁、皂角汁拌匀，同陈皮、甘草共为末，和饼，取竹沥一碗，将饼浸透焙干，又浸又焙，以沥尽为度，再研杏仁四十九粒，蜜和为丸，如梧子大。每服五六十丸，薄荷五六分，煎汤下，久服自可断根，甚效。

又方

将瓦一片，置炭火上烧红，放鸽粪于红瓦上[①]成灰，研细末。好酒送下一二钱即愈。

年久气喘

右关脉细软，土不生金也，用异功散，方见下脾胃，加牛膝、五味主之。

又方

萝卜子炒，为末。每服二钱，临卧白汤下。

又方

治年久哮喘。用鸡蛋数枚略敲损，浸尿缸中三日，作三次煮，食之效。

---

① 上：原作“土”，据光绪本改。

治久喘

因感冒风寒而发者，初起勿服。用胡桃不去衣一两，雨前茶五钱，白蜜炼熟五茶匙，共研，和为丸，弹子大。不时含化。

又方

胡桃肉、杏仁等分，蜜丸，弹子大。姜枣汤嚼下。兼治老人喘嗽及劳喘，气虚发喘。

哮喘气急

每早空心食豆腐浆半饱，六七日全愈。

又方

将瓦一片置炭上烧红，放鸽粪于红瓦上成灰，研细末。用好酒送下一二钱，数次可愈。

治感受时气，胸膈胀满，喘嗽不止法

用官粉、香油打糊，入铁勺内，熬数滚，离火少停，约热不伤肌，用头发一团蘸为糊，搽胸膈，数次即愈。

又方

荞麦面、鸡蛋清打成黏团，搽之亦效。

治哮病方

哮有虚实之别，气哮、盐哮、酒哮皆虚证也。寒哮遇冷风而发，热哮伤热伤暑而发，治各不同。

虚哮

麦冬去心三钱，桔梗三钱，甘草二钱，水煎，服一帖即瘥。不必加去痰之药，加则不效矣，不能断根，另有药。

实哮

百部二钱　甘草二钱　桔梗三钱　制半夏一钱　陈皮一钱　茯苓一钱

水煎，服二贴即愈。

断哮根方

用海螵蛸火煅为末，大人五钱，小儿二钱，黑砂糖拌匀调服，一服即除根。若不服上煎药，则此方服至一月亦全愈。

上煎药，如热哮，加元参三钱；冷哮，加干姜一钱；盐哮，加饴糖三钱；酒哮，加柞木三钱。

诸般气痛急救方

用好烧酒半茶杯，浸大冰糖一块须一两多重者，将酒烧燃，俟烧完自息，将冰糖研细，开水对服即愈。

又方

花椒用淡盐水炒，去合口搥烂。每用钱半，开水泡吃后，服酒立效。

又方

山羊粪七粒，油头发一团烧灰，酒服愈。

又方

瓦龙子火煅，研末加明矾等分，共为末，饭为丸。每服

三四钱，小儿减半，二次除根，孕妇亦可服。[瓦龙子，一名狗肢螺]

又方，以食盐一撮放刀口上炭火烧红，淬入水中，乘热饮之，吐痰而愈。愈后须戒食脚鱼[1]。

气痛常发，多年不愈者

用小蒜连叶七根，以盐醋煮熟，痛时顿服，竟可除根。永戒食脚鱼，再无后患。

太息

气虚也，四君子汤主之。

党参　白术各三钱　茯苓二钱　炙草一钱

姜枣煎服。

心　部

赤色，南方火也，手少阴属脏，胸下歧骨陷处，其部位也。额上、手足心皆其所辖，得血以养之，方能运智慧，用才思。心无表症，皆属于里。

心之虚，血不足也，脉左寸必弱，其症为惊悸，为怔忡，为健忘，为不得卧，为虚痛喜按，为遗精，为胆气怯；心之实者，实邪入之也，心不受邪，其受者胞络[2]耳，脉左寸必弦而大，其症为气滞，为血痛，为停饮，为暑

① 脚鱼：即甲鱼。

② 络：原作"胳"，据文义改。

闭，为痰迷，为虫啮；心之寒者，脉左寸必迟，为暴痛；心之热者，脉左寸必数，舌尖赤，为重舌，为木舌，为烦燥，为颠狂，为谵语，为尿血。

心虚惊悸

用党参、熟地各三钱，枣仁、当归各二钱，白术炒钱半，炙草一钱，远志五分。［七福饮］

又方

党参　熟枣仁　制半夏　茯神各二钱　当归　橘红　酒芍各钱半　五味子十粒搥扁　炙草五分　生姜三片［秘旨安神散］

怔忡

气自下逆，心悸不安，用归脾汤，方见下。

又方

用乌骨鸡蛋一个将项开一小孔，入好朱砂细末，水飞过三分，搅匀，仍用纸密封其孔，置饭上蒸熟，去壳。每日早午晚均用淡盐汤下，每次一枚，服至三日后必效，多多益善。

又方

柏实煮饮，日久自愈，兼服秘旨安神散尤见效，方见上。

归脾汤

养血安神。

党参　白术　当归　白芍　黄芪　枣仁炒各钱半　远志肉　炙草各七分　桂圆肉五枚

健忘

心肾不交，神明不充也，宜用归脾汤，见上，并宜用十补丸。

十补丸

治气血大亏之症。

黄芪　白术　杜仲　续断　枣仁　人参　当归　远志肉各一两　熟地三两　茯苓　山茱各一两五钱　五味　龙骨各七钱

共蜜为丸。或加鹿角胶，酒化为丸。

夜卧恶梦

卧时将鞋一仰一覆，则无魇及恶梦。

不得卧，有思虑过度者，用归脾汤及秘旨安神散，去五味，加远志肉、石菖蒲各六分，方俱见上。

又方

枣仁炒熟　白茯神各八钱　木香一钱

共研末。每服三钱，蜜水调下。

不得卧，有胃不和者，右关脉弦数，用二陈汤，见痰饮，加砂仁去壳八分。

有夏秋之交，暑热乘心者，左寸脉数，用导赤散，见小便，加六一散三钱，同煎，方见暑症。

又通治方

灯草七尺，煎汤代茶，时常多饮，即得睡终日，不可饮茶。

神不守舍，合眼则梦遗

左寸脉必弱，宜养心丸。

柏子仁去油　茯神　枣仁炒　生地酒洗　当归各二两　辰砂水飞　五味　犀角挫研　甘草各五钱

共为末，蜜丸芡实大，金箔为衣。午后及临卧每津嚼一丸，每味用十分之一煎服，名养心汤。

心腹诸痛

内胀甚，大便闭，小便黄，口中热，舌苔焦黄，不喜按，脉有力，属热；内不胀，大便溏，小便清，口中和，舌苔滑白，喜手按，脉无力，属虚。［并详脐腹、小腹］

痛有九种，当辨而治之，而高士宗[①]分按各部用药，其法更捷，详见陈修园《时方妙用》，兹集只取简便方，故不备录。

心虚热痛

似嘈似饥，似手摭[②]心，喜得手按。

---

① 高士宗：即高世栻，字士宗，生卒年不详，钱塘（今浙江杭州）人，清代医家。著有《素问直解》《伤寒论集注》《医学真传》等。尚有《灵枢直解》《金匮集注》诸书，未见传世。

② 摭：指按压。

洋参　麦冬　当归各二钱　生地三钱　白芍　丹皮　石斛各钱半　犀角　甘草各五分［洋参麦冬汤］

寒厥心痛

肢冷气冷，喜按热熨。用干姜、熟附子各三钱，水煎温服，加肉桂八分。［姜附汤］

又真心痛，手足青至节，宜用本方加倍饮之，或救十之一二，更加人参数钱亦可。

心疼兼小腹疼

见脾胃小腹。

心腹冷痛

或暴痛，肢冷，气冷，绵绵不休，姜附汤加肉桂主之，见上。［虚疼喜按］

又方

用布裹胡椒末安痛处，以熨斗频熨，令出汗即止。

又方

胡椒四十九粒，酒煮，饮其汁，加乳香末一钱亦佳。

又方

香附、良姜各炒为末，入盐少许。每一钱，米饮调下，若同炒则不效。

又方

取陈艾浓煎，服之即瘥。

又方

泡干姜、良姜等分，为末，面糊丸，如梧子大。橘皮汤下二三十丸。

又

川椒三十粒，煮酒取汁，饮之亦效。此方并治食冷物多。

热厥心痛［热痛拒按］

用金铃子、元胡索各一两，为末。每二钱，酒调下，下痛上[①]。与枳术丸去余邪，见后。

蛔厥心痛［以下六条，左寸弦而大］

与下条参看，乌梅二个，川椒去合目者十四粒，煎汤，服之即愈。

虫啮心痛

饥时作痛，面白唇红，或唇内有白点。用海螵蛸一块，以醋磨浓，顿服自愈。［并详脾胃虫积，左寸弦而大］

又方

胡椒、绿[②]豆各四十九粒，同研，滚酒冲服，无论新久气痛皆效。

又方

葱白捣汁一酒杯，饮下，随饮麻油一杯，虫当化，永

① 上：光绪本作“上”，据上下文义疑为“止”。

② 菉（lù 滤）：通“绿”。下同。

除根。

食积心痛

多有饱胀，嗳作酸臭。用神曲二块烧醋淬二次，研末。淡姜汤调服即愈。

若肉积，则加楂肉二钱；系面积，加炒麦芽二钱，效。[食厥并详脾胃]

气滞心痛

煨川楝子八分　盐水炒香附一钱　酒炒元胡索八分　沉香末三分　砂仁六分　炙草五分　姜一片［沉香降气散］

瘀血心痛，血凝于中，有定处，转侧若刀割针刺者

治与下条同。

瘀血心痛

有死血也，饮汤水，咽下作饱，乃素食热物，血死脾胃。

元胡索醋炒　五灵脂　当归各一两　桂枝五钱

上为末。每三钱，酒水各半，煎服。

一方

元胡索醋炒一两半　桂枝　红花　滑石　红曲各五钱　桃仁三十枚

上为末，汤浸饼，和丸，如梧子大。白汤和醋二匙下二三钱。

又方

泽兰汤，见虚劳。

又方

蒲黄、五灵脂各二钱，醋二匙，和水各半煎。

以上四方兼治妇人瘀血入心脾。

又方

韭汁一盏，先嚼桃仁十数枚，以汁送下。并治胸痞及急心痛。

又

生蒜捣汁一盏，饮之即止。

心腹大痛，危急

宜用桂灵汤，桂心、五灵脂、良姜、炒厚朴姜制各等分，为末。醋汤服一钱半即止。

心疼连季肋痛，是肝气

见肝部。

治心痛单方

凡言心痛并胸膈、心包、胃脘等处，言之下条同治。

百草霜细末二钱，以热童便调服即效。

热痛，加蛤粉二钱尤妙；痰痛，蛤粉和便，香附为末，姜汁调服。

又方

芥子二钱，酒醋研取汁，服之效。

治心痛，无问冷热。生香油一合，服之效。并治蛔入心痛，又治发癥。

治心热痛。大栀子去皮十五枚炒，浓煎汁一小盅，入姜汁半盏、川芎末一钱，再煎，服之即效。

治一切心痛

不拘大小男女。用马兜铃一个烧存性，为末，温酒调服，自效。

又方

大川芎切片研末，烧酒服之，立效。

又九种心痛方

旧毡袜后跟一对烧灰存性，酒服。

又方

千年石灰一两，生矾、熟矾各五钱，共研为末，姜汁为丸，梧子大。每服七丸，或姜汤，或烧酒送下即愈。

又方

病发时，旋用艾叶十片揉细，在铜勺内炒，不住手用箸拨转，将盐卤豆腐店中未下水者，半小盅倾入后，炒干，研末。用烧酒一杯送下，腹中作响，或降气，或吐清水即愈。每初二十六日，再用淡盐汤炒艾叶，照服不发。此方现制现服，隔夜不灵，忌茶与肉三日。

又方

乌梅一个　枣二个　杏仁七个

同捣碎。黄酒一盅，煎两服即止。

一方

若无杏仁，有胡椒七粒，并治心痛。

痰壅心膈

制胆星　陈皮　木通　川贝各一钱　白芥子二钱　海石三钱［清膈煎］

停饮痛［以下二症，左寸脉弦而大］

干呕吐涎，痛作水声。

法夏　茯苓各三钱　炙草一钱　生姜三片［半夏加茯苓汤］

若停膈间，加苍术钱半尤效。

治急心痛方

即卒然心痛，并心包、胃脘等痛。用山羊血一分，烧酒化下。又方，老葱白五根去皮须，擂为膏，牙噤者，斡[①]开口，将膏送入咽喉，灌以香油一盅，但得下喉立愈，并治虫痛。

又方

胡桃一个，枣子一枚去核，夹胡桃湿纸裹煨，以生姜汁一盅，细嚼送下，永久不发。

又方

用淡豆豉五钱，煎汤服之亦效。

① 斡：光绪本作“斡”，疑作“擀”，指来回摩擦。

又方

厚些的木耳一两焙干，为末。白酒送下，三服效。

又方

老姜末一钱，米汤服之效。

又方

桃仁七个去皮尖，研，水一碗，化服愈。

又方

田螺壳烧研细末，热酒调一钱愈。

又方

姜汁、白蜜各一合，热水调服良。

又方

高粱根煎汤，服之二三次见效。

治九种心痛

真蕲艾灸大拇指［当是灸少商穴］，男左女右，五次极效。

又方

附子一钱　黄连一钱　白芍五钱

水煎服。诸药不效者可治。

不问久近心痛

用山羊粪七颗，油头发一团，烧灰，酒化服。

又方

旱三七研，清水调饮即愈，并治血痛。

又方

茶子饼炭火烧煅，存性为末，七月七日，水一碗，煎服甚效。

又方

五指香椽皮煎水，服之效。

又方

海蜇二斤，煮荸荠一斤，做三次吃完自愈。服时忌茶。

久心痛，不可忍

小蒜煮熟，顿服至饱，不宜着盐味，甚效。

自汗盗汗

常出为自汗，睡中为盗汗。

用桑枝尖约一两米汤锅内微炒，加浮小麦炒黄四钱，红枣十枚，煎汤，服之，甚效。

又方

用五倍子研末，津调，涂脐中，布带缠之一宿即止。

或用何首乌研末，津调填脐亦效。

自汗

谓不劳而汗出也，乃脾主肌肉，表气不摄也，异功散主之，见下脾胃，加黄芪、五味子甚效。

又方

研浮小麦二钱，米汤调下，或煎汤代茶亦可。

又方

黑豆淘洗，磨成豆腐浆，入锅内熬熟，结成皮，每一张用黑豆浆送下，半月即效。凡人每早食黑豆浆，有补益，可免痨病。

若唇红口臭者，右关脉洪，胃火盛也，用黄芩、石斛、木通、栀子、黄柏、泽泻等药治之。

盗汗

虚热也，并见前，左右尺脉当细软，用八珍汤，见卷三虚痨，加黄芪二钱，五味一钱。

又方

韭菜四十九根，卧时顿服，效。

又方

莲子七个　黑枣七个　浮麦一合　马料豆一合

用水一大碗，煎八分，服三四次全愈。

又方

鸡蛋五枚将外壳轻敲破，不得损内之白皮，浸童便一昼夜，用冷水渐渐加火煮熟，食之二次愈。

又方

经霜桑叶煎水，频饮自愈。

血气不足，常自汗

用黄芪、肉桂各钱半，白芍二钱，甘草一钱，入砂糖一撮，煎水，服之即愈。

若非血气不足，只表虚者，用白芍五钱，官桂二钱，炙草二钱。

血虚自汗，加当归二钱，或用黄芪六钱，炙草一钱，枣煎服。

大抵汗症忌半夏、生姜等及各辛辣之药。

独心孔有汗

陈艾五分　茯神二钱　青桑叶一钱

煎水，服之自愈。再宜服归脾汤补养心血，方见前。

伤风头汗

寒邪将化火也，用小柴胡汤，见疟疾，加丹皮一钱主之效。

不论冬夏，额常有汗

因醉后当风致之，用黄芪六钱，甘草一钱，麻黄根、防风、桂枝各五分，煎汤，服之甚效。

自汗畏风，虽炎天必绵衣

用防风、荆芥、羌活、桂枝、薄荷、甘草各等分，水煎，温服。

吐　血

血症多起于郁，凡郁皆肝病，木中有火，郁则火不得舒，血不得藏，自有妄行之症，脉多枯涩。证恶风寒，以加味逍遥散为主，临服时对童便一杯，俟郁舒血藏，用六味丸滋阴，自不再发，加归、芍尤佳，方见卷一耳聋。

逍遥散

治肝郁诸症。

当归、酒芍、茯苓、土炒白术、柴胡、丹皮各一钱，炙草五分，加栀子七分，薄荷三分，水煎，童便对服。[加味逍遥散]

胃火，逼血上行

唇舌红，口臭，右关脉洪数，用白虎汤主之，方见伤寒论治。

吐血单方

蒲黄、藕节、血余等分，研匀，开水调服立止。

又方

藕节十一个，煎浓汤，调白及末一钱，服下立止。

又方

荷叶煎汤，对童便，服之愈。

又方

瓜子壳一盅，煎汤一碗，吃下，血即止。并治烟熏痰火。

四生饮，治暴吐血

右寸脉数，用生荷叶、生艾叶、生柏叶、生地黄、降香、童便。

若元气虚弱，即将童便浸药，晒干研末，水为丸，独参汤送下，神效。

血病

用老生姜一块，约七钱，捣极细如粉，再用胡桃肉约一酒盅，入温水内稍浸，去细皮，和姜再捣极细，入盖碗内盖好，夜间静坐至深夜思睡，然后和衣就枕，候睡至太热时，家人将生姜、胡桃末冲极滚水，入盖碗内用箸调匀，俟水稍温可咽，将病人急叫醒端坐，再用箸调药，令病人速速连渣饮下乃睡，不过二三服即愈，永不再发。

吐血不止

用白及一两，为末。每服二钱，米汤调下，神效。此方并治多年咳嗽有血，及痰中带血并肺血。

又方

治吐血不止。童便、藕汁、韭菜汁、陈京墨汁各一盅，扁柏八钱煎汁一酒盅，以上五杯凑一大碗，隔水炖，大热服之立止。

吐血方

并治痨嗽。朝晨起身，将自己隔夜小便尿去，稍食米食点心，静坐一刻，不可说话，亦勿起立，闭目静养心神，用藕二三片微捣泡汤，入壶内，随斟随饮。俟汤渐完，即欲小便，用洁净大碗盛起，其白如泉，味极淡，乘热吃下，以南枣三枚咀嚼，自不恶心，吃后便可照常办事，忌葱、姜、椒、蒜辛辣之物，服此半年，即可除根。每逢节气，照前饮几日更妙。

吐血成斗，命在须臾

用贯仲五钱为末，黑头发瓦上煅，研细末五钱，侧柏叶多取，捣汁一碗，入药末于汁内，隔汤煮一炷香，久取起，加童便一茶杯，黄酒一小杯，时时饮之，效。久饮可全愈。

治吐血多者

大当归二三两一枝者，可用铜刀切细，好陈酒一斤，煎至一满碗，以重汤温之，俟将吐未吐之候，口中有血含住，取药一口连吞下，服完此药即愈，永不再发。

吐血，有虚火

用鲜白茅根洗净，加滚水入石臼捣烂，拧汁一碗，重汤顿温，服三次即效，或用童便、藕汁亦效。

血积

蓄血作痛，如刺有定处者，宜用泽兰汤。

泽兰二钱　柏子仁　当归　白芍　熟地　牛膝　茺蔚子各钱半

血自毛孔中出，曰血汗，极虚有火即见

人参贫，用党参代之　黄芪各二钱　朱砂水飞　当归　茯神　麦冬去心　生地姜汁拌各七分　石莲肉一钱水煎，温服。

又方

穿山甲炒研末，糁之于帕，扎之即止，或以头发烧灰擦之。

五窍出血

耳目口鼻齐出，不及治即死。

先将水当面喷几口，急分开头发，用粗纸数层蘸醋令透，搭在囟门，血即止。次用当归一两，煎好，磨沉香、降香各六分，对药加童便，服之，血自止。嗣以四物汤十倍，等分加人参、五味各两半，服可收其功。

血箭

头面起泡，抓破出血如箭急。以生姜切开，贴孔上按住，用荆芥炒三钱，藕节三个，水煎，童便对服效。并详《外科》。

四物汤

通治诸血疾及女人胎前产后。

熟地有火者用生地，四钱　当归三钱　白芍二钱　川芎一钱

加减之法详《妇科》。

癫狂痫

癫者，痴呆之状，哭笑无时，语言无序，其人常静，

狂者骂詈，不避亲疏，其人常动，左寸脉数；痫者，忽然卒倒无知，口角流涎，手足搐掣，或作五畜声，数刻即愈，愈后如平人，皆痰火为病。而痫病，多因胎中受惊，一触而发也，宜调中补肾泻肝。心脉实者，吉；沉细者，凶。

一前症属于实痰实火者，宜滚痰丸［滚痰丸，每服一二钱，开水下］

大黄　黄芩炒，各四两　礞石须锻　沉香各三钱

水丸，研辰砂二钱为衣。

前症肝火为害，宜当归芦荟丸

每服三十丸，一日二三服，不可迟疑败事，方见卷首七页。

一前症属虚火者，宜磁砂丸

磁石二两　朱砂一两　神曲四两

打糊，加炼蜜为丸，梧子大。每服二钱。

一前症既愈，用和平药收功，宜秘旨安神散

见上，心虚去五味，加朱砂、黄连各六分。

疯痴，不省人事

一发即治。

用桐油四两，煎豆腐八块，尽量与吃，吃完吐尽痰即愈。要饥一日夜，方渐与饮食，不可早。

治失心风颠

用郁金七两半，白矾一两，米糊为丸，如梧子大。每服五十丸，日汤送下。

一醉膏

治心恙颠狂。

无灰老酒二碗，真麻油四两，以柳枝二十条，逐条顺搅一三百下，换遍柳条，直候油洒相，入如膏，煎至七八分，捥[1]强灌之，令熟睡，或吐或不吐，觉来即醒。

安神定志丸

治失心风癫。

茯苓　茯神　人参　远志各钱半　石菖蒲　龙齿各五分

共为末，蜜丸，梧子大，辰砂为衣。每二钱。

生铁落饮

治狂症，弃衣詈骂。

天冬去心　麦冬去心　贝母各三钱　胆星　橘红　远志肉　石菖蒲　连翘　茯苓　茯神各一钱　元参　钩藤　丹参各钱半　辰砂三分

用生铁落煎三炷香，取此水煎药，服后安神静睡，不可惊骇叫醒。犯之，病复作，难治。狂症，服此二十余剂即愈。若大便甚闭者，先用滚痰丸下之，见上。

① 捥（wān 弯）：扭转。

定痫丸

男妇小儿痫症并治之，凡癫狂亦有服此而愈者。

用明天麻二两，川贝母一两，胆南星九制五钱，半夏、姜炒茯苓、茯神去木各一两，陈皮去白、远志去心、甘草水泡各七钱，丹参酒蒸、麦冬去心各二两，全蝎去尾、甘草水洗、僵蚕去嘴各五钱，真琥珀腐煮、灯草研五钱，辰砂细研，水飞三钱，用竹沥一小碗，姜汁一杯，再用甘草四两，熬膏和药为丸[①]，弹子大。辰砂为衣，每服一丸。

照五痫分引下大痫，杏仁五枚，煎汤化下；羊痫，薄荷三分，煎汤下；马痫，麦冬二钱，煎汤下；猪痫，黑料豆三钱，煎汤下，日再服。

本方内加人参三钱尤佳，愈后服河车丸以断根。

茯苓　茯神　远志　枣仁各一两　人参五钱　丹参七钱　紫河车一具［河车丸］

炼蜜为丸。每早服三钱。

狂跳邪语

用陈细茶、白矾各三钱，为末，饭捣丸，梧子大。朱砂为衣，发时服三钱。

矾丹丸

治惊痫。

① 丸：原作“九”，据文义改。

黄丹、白矾各一两，用瓦罐先安丹，次安矾，炭五斤，煅火，尽取出细研，猪心血和丸，绿豆大。每十丸至二十丸，橘皮汤下。

发狂

伤寒热结膀胱，下焦蓄血，少腹硬满[①]也，调胃承气汤主之，方见伤寒论治。

疯狂

葱里芦二钱，秦艽三钱，共为细末，用无根水调下。如不愈，再用后方，自效。

甘遂三钱，朱砂三分，用雄猪心一个，竹刀剖开，将药入内，用湿纸裹二三十层，漫火炙至纸干，再浸湿再炙，以熟为度，去猪心，止将药为丸，如小米大，分三次服之即愈。

羊癫猪癫

皂角一个去皮，用肉晒干，研细末。每用三厘，人壮健者五厘，空心白汤下，服后吐出涎，痰愈即止。

又方

治前症，时常倒跌，不省人事，竟成废人，奇效。

皂矾一两　煨红鱼鳔一两，切断　面炒铅粉一两　炒黄朱砂三钱

① 满：原作“蒲”，据文义改。

以上共研为极细末。每早空心，陈酒调服三钱，三服永愈。

羊痫方

甜瓜蒂七个　白矾一钱

上为细末。无根水送下即安，后五日再一服，全愈。并见中风。

谵语［以下二症，右寸脉数，舌尖红］

邪热攻心也，用泻心丸。用黄连五钱，为末，蜜丸。每用灯草汤下一钱。若兼便闭，须下之，见伤寒论治。

烦躁

用泻心丸，方见上，加竹卷心主之。

虚烦、懊侬、愦郁。

生地　白芍　丹参　枣仁　麦冬　竹茹　栀子　香附　黄连　茯苓各一钱

三　焦

手少阴属腑，人生三元之气，脏腑空虚处是也。上焦心肺居之，中焦胸胃居之，下焦肝、肾、膀胱、大小肠居之，其气总领脏腑、营卫、经络内外左右上下之气，三焦通则竟体调和，斯其职也。三焦之病，属于脏腑，并无另立病名。

心包络

即膻中，与心相附，居膈上，代君行事，臣使之官，喜乐出焉。其见症有手中热，心中大热，面目黄赤，心中动摇，诸端而要之。包络之病，即心部之病也，言心不必更言包络矣。

脾属足太阴脏土，中央黄色，后天之事也

下受命门之火，以蒸化谷食；上输谷食之液，以灌溉脏腑。其性喜燥而恶湿，一受湿积，则土力衰，而肝木即乘以侮之。位中焦，眼胞鼻准及四肢，皆其分野，与胃相表里，故其药略同。脾无表症，皆属于里。

脾虚者，右关脉必细软，其症为呕吐，为泄泻下痢，为腹痛，为肢软，为面黄，为发肿，为肌瘦，为鼓胀，为恶寒，为自汗，为喘，为积滞不消，为饮食化痰，为脱肛，为肠血。[右关脉不必定细软。凡浮大缓大，按之无力者，皆属虚，所谓形大力薄，大则病进也]

脾实者，右关必洪实，其症为气积，为虫积，为痰饮，为蛊胀，为腹胀，为不能食。

脾寒者，右关必沉迟，唇舌必白，其症为呕吐，为泄泻，为白痢，为腹痛，为身痛，为黄疸，为肢冷，为厥脱。[辨色赋，脾冷，流涎滞颐，当属虚寒，宜于二便察之]

脾热者，右关必数，舌苔薄而黄，其症为热吐，为流

涎，为洞泄，为泻渤[①]，为赤痢，为腹痛，为酒疸，为眩晕，为阳黄疸，治宜察虚实寒热。

胃属中土，阳明，为受化水谷

性与脾同，而畏木侮，舌之中及牙床并环唇口而交人中，皆其分野，色现黄。胃有表症，右关脉必浮。伤寒邪入阳明经，其症为目痛，为鼻干唇焦，水不欲咽。若他表症，为面浮肿而痛，为瘢疹。［宜参伤寒及各部位］

胃之虚，其唇必白，右关脉必软弱，其症为吐，为噎膈，为不能食，为胃脘痛，为停滞，为湿肿，为痰，为嘈杂。

胃之实，右关脉必洪，按其胸则痛，其症为结胸，为痞气，为食积，为痰饮，为水肿，为胸胀闷，为胸胀痛，为胸痛呕脓，为不得卧，为便闭，谵语发狂。

胃之寒，唇舌必白，右关脉必迟，其症为胃脘痛，为呕吐，为霍乱，为吞酸嗳腐。

胃之热，唇舌红，口臭，右关必洪数，其症为三消，为嘈杂，为吐血，为齿痛，为黄胖而肿，为自汗，为舌黑燥渴，为发瘢疹，为便闭，为呃逆，为头痛。

呕吐者，中空也

宜用党参三钱，白术炒二钱，茯苓二钱，法夏钱半，

---

① 泻渤：痢疾的一种。由于暑湿内搏所致，利如蟹渤。

陈皮、甘草各八分，煨姜三片，枣肉二枚，加香附、砂仁、柴胡，尤效。[六君子汤去半夏，即异功散]

又方

陈皮二钱，竹茹一团。[陈皮竹茹汤]

热吐者，食不得入也，用法夏、人参、甘草各一钱，再加姜汁、炒黄连八分，服效。

治呕吐，药食俱不能入

用陈盐梅二个，和滑石末交搥作饼，纸包，火煨枯，开水泡汤，服之，即能入药食。

胃虚寒呕吐

舌纯白，右关脉弱迟，宜六君子汤，见上，加砂仁主之，效。

呕吐哕呃

声与物俱出为呕；有物无声为吐；有声无物为哕；气自脐下，冲逆有声，声短而频，古人名哕，又名欬逆①，今方书名呃。

以上四症，皆属气逆，通用二陈汤加减治之。

二陈汤

陈皮一钱　半夏制二钱　茯苓三钱　甘草炙八分

如有声无物，加生竹茹二钱，人参一钱五分，旋覆花

① 欬（ài 爱）逆：胃中气体上冲并发出声音。

三钱，代赭[1]石一钱五分，大枣二枚；如吐酸水，加吴茱萸泡一钱，大枣三枚，倍生姜；如食不得入，为火阻于上，加黄芩、黄连、人参；如有饮食所伤，吞酸嗳腐，加苍术、藿香、砂仁各一钱，麦芽、山楂各一钱半；如脾胃虚弱，运化迟而呕吐者，加人参、白术、砂仁、木香；如食已即吐，是胃中有热，可加竹茹一钱，姜汁炒黄连八分；［热吐者，右关数，唇赤，舌苔黄］若大便闭结，用猪胆导法，见大便。

如寒热往来，胁痛而呕者，为少阳症，加人参、黄芩各一钱，柴胡三钱，大枣二粒；如骤然发呃者，为胃火上冲，加麦芽、石斛、麦冬、枇杷叶去毛、竹茹、扁豆各二钱；如吐虫者，去甘草，加川椒、人参、吴茱萸、黄连、川楝子各一钱，乌梅三个，粳米一百粒。［呃逆不止，胃火上冲，必唇红口臭，再加黄芩、泽泻、木通各钱半］

久病发呃，脾虚者，加参、术、丁香、柿蒂；肾虚者，加参、附、沉香、巴戟，此症多不治。［脾虚者，唇白，右关脉细软；肾虚者，左尺弱］

干呕，用生姜频频嚼之。

又方

治呕哕。芦根五两，煎水，服二升，作两次服即瘥。

又方

蒲桃根煎汁，细细饮之。

---

① 赭：原作“赪（chēng 撑）”，据上下文义改。

又方

竹茹取一升水，煎服，少加姜汁，良。

又方

木瓜五钱，生姜二钱，同煎服，止呕逆。

又方

蔗糖、姜汁各一杯，和匀，顿温服之，效。

呕吐

并治一切杂病呕哕。

橘皮去白一钱，半夏制二钱，生姜二钱，水煎服。

又方

橘皮四两，生姜一两，加开口川椒十粒，水二大碗，煎至二碗，徐徐呷之即止。

呕吐不止，用大鲫鱼去肠肚及鳞，不加油做好，食之即愈。

夏秋伤生冷，胸满腹痛，呕吐泄泻方

并治感受时令不正之气。

藿香一两　苍术二两　米泔水制厚朴三两　姜制陈皮三两　茯苓二两　炙草一两

共为细末，每服三钱。

又方

寸金丹，淡姜汤化服最效，见后停滞。

吐不止方

干槟榔捣烂三钱，藿香三钱，下锅炒焦，取水二碗淬，煎之至一碗，热服即止。

或加糯米一撮，生姜三钱，同炒，饮。

嘈杂

似饥不饥，似痛不痛，而有懊恼不自安之况，或兼痞满，或兼恶心，暂或胃脘作痛，皆食郁积痰火之为病也。

用栀子、炒黄连、姜炒黄芩各八分，陈皮、苍术、白术、芍药、半夏制、南星制各一钱，姜煎服。

有食积者，用神曲、麦芽、炒楂肉、香附、炒枳壳、厚朴，随症酌增。

若躁扰不宁，得食暂已，食促食少，胃虚挟痰也，异功散主之，方见上呕吐。

嘈杂，唇舌红，口臭，右关洪数者，为热，用二陈汤，方见上，加栀子、黄连各一钱。

唇白，右关脉弱者，为虚，六君子汤，见上页，加栀子、抚芎、漂苍术各一钱，水煎服。

吞酸吐酸

茱连丸

治郁积，吞酸吐酸。黄连一两，吴茱萸温汤泡五钱，神曲糊为丸，梧子大。津咽下五七十丸，加苍术、漂陈皮、黄芩、炒白术各五钱，同为丸，亦妙。

吞酸嗳腐

胃寒不消食也，二陈汤，见上并下。痰饮，加香附、砂仁各一钱。

食物作酸

用萝卜生嚼数片，止。又生菜嚼之亦效。

食物齿酸

嚼胡桃肉解之。并治食物醋心。

泄泻初起

用细陈茶一钱，核桃五个烧存性，砂糖、生姜各三钱，水二碗，煎至八分，清早服之效。

七味白术散

通治泄泻。

白术　茯苓　葛根　藿香　陈皮　甘草各一钱　木香六分

姜枣煎服。

脾泻肠滑，哕逆不止

石莲子六枚炒赤黄色，研末，冷热水各半盏和，服之效。

鸡鸣泄泻

肾虚也。

肉豆蔻去油　吴萸　木香各一两　蒸茯苓　故纸盐酒炒　车前子蒸各二两　土炒白术四两

大枣煎汤为丸。每服三钱。［七神散］

泄泻，肠鸣腹不痛，泻水

宜用苍术、白术各三钱，防风二钱，泽泻、车前、陈皮各一钱，神曲、法夏各钱半，姜灯草引，二三剂愈。

如人虚者，加附、桂。

治老人脾泄

茯苓二两，白术二两，炒陈皮一两五钱，薏苡仁四两，炒莲肉四两去心，糯米一升炒糖霜，量加陈米一升，略洗，锅内炒焦，共为末。每用二三钱，滚水调匀，服之。［名玉露霜①］

又方

用芡实散健脾胃，久服延年益寿，芡实粉、金银花、干藕蒸熟晒干各一斤，共为细末。每用三四钱，汤水调服，或量加白糖亦效。［芡实散］

凡五更常泄，名脾肾泻，及虚人时常作泻，总以温补肾元为主，宜用故纸酒浸四两，吴茱萸盐炒一两，肉豆蔻面裹煨，去油一两，五味子三钱，白术、附子、人参、茯苓、干姜各二两，大枣、姜汤煮去皮核，用枣肉捣为丸。临睡盐汤下五钱，朝服二三钱。

如虚泻甚者，方内须加罂粟壳蜜制一两。

久泻方

用石榴皮煎水，服之立止。

---

① 玉露霜：原作“王露霜”，据《种福堂方》卷三改。

又方

黄丹、水飞枯矾、黄蜡各一两，用铜勺镕蜡，投入丹矾二末，调匀，乘热为丸，黄豆大。每服二丸，开水下，日三次效。

五更溏泄，久年不愈

用五味子一两，吴茱萸二钱汤泡一次，共炒为末。每服二三钱，米汤送下，用理中汤送下尤好。

白术土炒二钱　干姜　炙草各一钱

煎汤下前药末，自愈，神效。［理中汤］加附子、故纸各一钱尤效。

胃脘痛

兼心腹痛者，须与心腹门参看。

荔枝核煅存性，研末七分，广木香三分，酒服，神效。

又方

小燕粪瓦上焙黄为末。每用火酒调服二三分，神效。

治胃气痛

火硝用水煮干，为末。每一钱，烧酒一盅，温服效。

又方

红枣七枚去核，捣烂，橘皮三钱，生姜三钱，水煎服效。

又方

良姜浸酒，晒三次、香附醋浸，晒三次，各为细末。

因寒起者，良姜二钱，香附一钱；因怒起者，香附二钱，良姜一钱，俱加生姜汁一匙，米汤调下效。或用盐汤调亦愈。

又方

沙鱼翅煎汤，磨沉香三四分，冲入服。

又方

用生芝麻一杯，炒焦研末，冲酒服。

又方

生矾研细末，以饭捣丸，如梧子大。每服二三十丸，白滚汤送下，永不复发。惟忌食生冷。

胃口热痛［□喜冷为］

用栀子仁十五枚去皮，炒，浓煎汤一小盏，入姜汁令辣，加川芎一钱，再煎服即效。

又方

用栀子壳烧灰存性二钱，研末。酒冲，服二次即愈。

胃脘痛急切无药，以盐置刀头烧红，淬入水中，乘热饮之，吐痰即愈。

湿痰，胃脘痛

蛤粉和香附末，姜汁调服效。

又

田螺烂壳烧为灰，研末。酒调，服一钱半立止。

胃脘寒痛

唇舌白，肢冷气冷，惊悸怔忡，喜按，右关脉弱，用归脾汤，见心部怔忡。

或用炙草八分，党参三钱，白术、茯苓各二钱，姜枣煎，加柴胡一钱，木香五分。

又方

干姜　熟附子各一钱　白矾七分

又方

白蔻三钱去壳，研末，鸡子一个，烧酒一杯，三味搅匀，蒸熟服尽，卧一刻即愈。

又方

花椒炒去合口者二钱，捶烂，开水泡吃后，饮酒一二杯，片刻好。

停　滞

寸金丹

治中风，中寒，中暑，霍乱吐泻，肚疼转筋，饮食停滞，胸胁胀闷，或水土不服作泻，腹痛，四时感冒，瘟疫，伤风咳嗽，嗳气吞酸，山岚瘴气，小儿急惊及一切痰迷气滞诸症，俱用淡姜汤化服，大人每服三四钱，小儿每服一二钱。惟红白痢疾，再加红砂糖一钱为引。

如内热，小便不利，加栀仁一钱，灯草三十根为引，孕妇及险症勿服。

防风　羌活　乌药　前胡　川芎酒浸　木香　制半夏　厚朴姜汁浸　砂仁去壳，姜汁微炒　紫苏　薄荷　苍术米泔水

浸　香附醋炒　藿香　赤茯苓　槟榔　神曲以上各三两　枳壳面炒，一两五钱　炙甘草二两五钱　白豆蔻肉一两，炒

上药为细末，再将神曲二十两研细，同姜汁为丸。每个重一钱，阴干，用水飞净朱砂为衣，瓷瓶收贮。

饮食病

凡饮食过伤，不可用大辛、大咸、大酸之药物，滑石、通草、猪苓、茯苓、泽泻、灯心之类，亦勿服之。凡酒食过多，仰天呼出醉酡之气，立消且醒，饮后以温水洗拭头面，食后以手摩腹二百遍，徐行二百步。

食厥

凡人卒然晕倒，口噤不能言，目不识人，四肢不举等证，亦多因饮食过多，变为异常之疾，必须审问。

若果因饮食之后或着气恼，即用姜盐汤多灌，探吐之后，须服香砂六君子汤，加紫苏叶十片，姜三片，枣二枚同煎，服之即愈。

凡伤食者，必有胸闷、腹胀、吞酸嗳腐等症，俱宜用寸金丹，方见上，保和丸见廿二页。

食积类伤寒

伤食成积，亦能发热头痛，证似伤寒。宜用寸金丹，或苍术漂钱半，厚朴、陈皮、炙草各一钱，加川芎、神曲、麦芽、干姜各一钱，木香五分，姜三片，水煎服。

若伤肉食，加山楂肉钱半，或以所伤之物烧灰，加入为引，良。

凡伤食必有胸闷，吞酸嗳腐，腹胀腹痛等症，俱宜用此治之。[食积心腹痛，见心部]

内伤饮食宜吐［中食、伤食］

宿食在上脘宜吐。食塞胸中，上部有脉，下部无脉，其人当吐，不吐者死，宜服瓜蒂散。

寻常饮食过饱，但用手或以鸡翎探吐之，饮盐汤再探吐尤佳。

饮酒过多，速吐为佳，吐出宿食，宜用新汲水[①]一碗，百沸汤[②]一碗，相和，入盐一合服取，吐余物，吐后然后调理脾胃。

饮食内伤宜下

凡伤食物，恶寒发热，心腹痞痛，拒按，必问其先食，何物所伤，以原食之物烧存性细研一两，为末。

别用生韭菜一把，捣取汁，调服过一二时，以大黄、厚朴、枳实、木香等物煎服，驱而下之。

酒肉过多，胀满不快

用盐花擦牙，以温水嗽下，连二三次即舒畅矣，

① 新汲水：原作“新吸（jié）水”，据《本草备要》改。指刚刚打出来的井水。

② 百沸汤：指久沸的水。

甚效。

停食

或因醉饱即睡，胸膈痰饮积，气结满闷，陈皮五钱微炒，研末，以水煎茶，呷服即宽。

大人小儿积食，诸药不能消

陈年火腿骨煅黑色，研末三钱，另用火腿肉一斤煮熟，去汁上肥油，取清汤一碗，将末送下即愈。

酒积

宜用葛花清脾汤，见头眩头晕。

又方

鸡距子即枳椇子五六钱，煎汤服之愈。其叶如石楠，煎服亦解宿酲。

治食鱼过多成积，腹胀面黄

用红曲二合，煮烂，连渣服，积从大便出，甚臭，连服三次永愈。

饮食积单方

生熟汤

人大醉乃[1]食瓜果过多，用新汲水和百沸汤浸身，皆为酒气及瓜味。

---

① 乃：据上下文义疑作“及”。

生姜汁

中热不能食。

生姜汁一合，和蜜一匙，水三合，生地黄汁少许，顿服立瘥。

山楂子

取肉晒干，为末，神曲和丸，名宽中丸，能消食积。或用楂肉煎汤饮之，后以楂肉食之，肉积自消愈。

青皮

治酒食饱满。

用青皮四两，盐一两，和水拌炒，为末。每用钱半，入茶末半钱，沸汤点服妙。

麦芽炒　神曲煨

俱能化水谷，消化宿食，单服合服俱可。

萝卜

消食制面。食子尤能下滞气。

甘菊花

醒酒，以水煎服。

葛根

解酒毒，酒醉不醒，捣取汁，饮三升即醒，煎服亦可。葛花尤善解酒毒，甚效。

柑皮

焙干为末，入盐少许，沸汤点服一钱，可醒酒，名独醒汤。

赤小豆花

解酲病。

以小豆花同葛花等分，焙干，为末。饮服二钱，令不醉，名双花散，最解酒病。

瓜子

解烧酒毒。

生食或西瓜及藤捣汁，饮之。

六郁为积聚、癥瘕、痃癖之本

郁者，积聚而不得发越，久则成癥瘕等疾。气郁而湿滞，湿滞而成热，热郁而成痰，痰郁而成癖，血郁而成癥，食郁成痞满。治郁以顺气为先，降火、化痰、消积，分多少而治。

香附二钱　漂苍术　川芎各钱半　陈皮　制半夏　赤苓　栀子炒，各七分　缩砂　甘草各五分　姜三片［六郁汤］

水煎服。

气郁，加木香、槟榔、紫苏；湿郁，加白术、羌活、防已；热郁，加连翘、黄连；痰郁，加南星、瓜蒌根、海粉；食郁，加楂肉、神曲、麦芽。

又

越鞠丸。

苍术　抚芎　香附　神曲　炒栀子各等分

为末，和丸，如绿豆大。温水送下七九十丸，便解诸郁。［越鞠丸］

单方

生韭饮

治血郁，胃脘有瘀血作痛。

生桃仁七个连皮细嚼，以生韭汁一盏，送下即效。

顺气丸

治气郁及血郁。

香附子八两以净童便浸，晒干，为末。每服三钱效。

外敷神膏

治积聚、腹满、血蛊等症。

大黄　朴硝各四两　麝香一钱

为末。每二两和大蒜捣成膏，敷患处。

外敷药

治胀满硬如石。先用热水嚼甘草咽下后，用大戟、甘遂、芫花、海藻等分为末，醋调，遍敷腹上。

统治脾虚停滞

炒枳实一两　炒白术二两

研末。陈米汤为丸，每服二钱，甚效。[枳术丸]

若右关脉细软，用六君子汤，见上呕吐，加谷芽、砂仁、肉桂主之，效。

二贤散

治脾家冷积，每食已，辄胸满不下，兼治一切痰气，特验。

真橘皮一斤不去白，甘草四两，盐花四两，水五碗，慢火煮三味令干，焙为末。每用二三钱，白滚水冲服。

单方

厚朴

治腹胀。

须佐之，或剉姜制数钱，加姜五钱，煎服，渣再煎服，三四次神效。

蔓青子

治心腹胀。

取一合，捣烂，水一升，和研，滤取汁一盏，顿服。或吐或汗，腹中自宽。

萝卜子

治腹胀满。

炒研，水煮如茶，常服妙。萝卜取子并根，煮服亦佳。

大麦面

治胀。

常食最佳，大麦饭亦好。

桑枝茶

下气消胀。

常服最佳，或以赤小豆作粥亦良。

椒目

治水蛊，能行水。

作末，温水调一钱，服之。

针灸法

凡胀，皆取三里穴，又取中脘、气海，或针或灸，俱有其法，见宝鉴。[三里穴并见脚气]

食积，胀痛拒按

宜用保和丸。

保和丸

治食积、酒积、面积、糍积。

山楂肉二两　半夏姜制　陈皮　萝卜子炒，各一两　麦芽炒　连翘　神曲炒，各六钱

上末，别以神曲末三两，为梧子大。白汤下，或淡姜汤下五六十丸。

若酒积较重，葛花一钱，煎汤下。

又方

有黄连姜制一两，无连翘。

溃坚汤

治五积六聚，诸般痞块。

当归　白术　半夏制　陈皮　枳实　面煨楂肉　香附酒炒厚朴　酒炒缩砂各一钱　木香五分，磨汁

上剉，水煎，调木香汁服。

酒积，加砂仁、葛根各一钱；果菜积，此药吞桂香丸，日三次效；肉积，倍山楂，加三棱醋炒一钱；跌扑，加桃仁、元胡索醋炒各一钱，红花五分；痰积，加南星制、

瓜蒌根各一钱；痛而便黑或秘，桃仁承气汤下之。［承气汤见伤寒论治］

桂香丸

治多食瓜果成积。

桂心一两　麝香一钱

上末，饭丸，绿豆大。白汤下十五丸。

虫积蛊积，以此五十九丸和紫金锭一块擂烂，水调服下，俱可取效。

茶积

盐水炒川椒一两

为末，面糊为丸。茶清送下十丸，或红糖水亦可。

鱼蟹积

香苏饮加生姜五片，木香七分主之。［香苏饮见头痛］

治气虚中满

其症喜热，手按摩及热物熨之。

炒白术　茯苓　陈皮各一两　砂仁　神曲各两半　五谷虫漂净，瓦上焙干，四两［白术丸］

共研末。用荷叶老米煎汤，打糊为丸，瓷罐收贮之，勿令泄气，临服姜汤下。

导引法

治血积。

以手拇指压无名指本节，作拳按髀[1]，趺坐[2]，叩齿三十六，屏气二十一息，咽气三口，再屏再咽，如是者三作，以气通为效。遇子午卯酉时则行，兼治胁下满气逆。

贪食茶叶壁泥桴炭石灰生米等物

此等症皆属有虫。

用炒芝麻一碟，拌雄黄末三分。初服白汤送下，三日后只吃炒芝麻，至半月自愈。

腹 痛

肝木乘脾也。脐之上曰大腹，脐下曰小腹。大腹痛，多食积外邪；脐痛，多积热痰火；小腹痛，多瘀血及痰与尿涩；从心下至小腹，皆硬满而痛者，是邪实也，宜陷胸汤之类下之，见胸胁。若小腹硬满而痛，小便则利，蓄血之症；小便不利，则尿涩之症也。［各症并详心部及小腹］气、血、痰、水、食积、风冷诸证之痛，每停聚而不散，惟虫痛则乍作乍止，来去无定，或唇有白点，及呕吐清沫可验焉。腹痛有积者，重按之痛愈甚而坚，为实证，宜消导；无积则按之不痛，为气虚，宜理中汤，见下页，加香附、砂仁各八分。凡腹痛，喜按者为虚，拒按者为实。

芍药甘草汤

治四时腹痛。用白芍四钱，甘草二钱，大枣二枚，生

① 髀（bì 毕）：大腿。

② 趺（fū 夫）坐：盘腿端坐。

姜二片，水煎服效。[凡右关弦数，唇红者，加姜炒黄连七分]

四物苦楝汤

通治腹痛，亦治脐下冷痛。

四物汤加元胡索、苦楝子各一钱，加木香六分尤效。

腹痛喜按，四肢厥冷者 [右关脉必细软]

宜用理中汤加桂附，见下。

生姜三片，外用葱熨法或贴大附子膏，方见《外科》。

又方

硫[①]黄　胡椒各二钱

共研末。冲酒服。

脐腹痛

当脐而痛也。

盐腌韭菜卤汁一杯，加热童便半杯，对饮效。兼治女人血气痛。

脐下痛，矢气则快 [小[②]肠气]

橘核丸主之，方见小腹膀胱。

凡腹痛而不吐不泻者

用雄黄、白矾、广槟榔各一钱煨，共研末。开水调服即愈。

---

① 硫：原书漫漶不清，据光绪本补。

② 小：原书漫漶不清，据光绪本补。

腹痛拒按，坚滞胀满者

用和中丸主之，方见周身蛊胀。

治腹中硬块方

臭椿树皮在上中者佳，要二大束，去粗皮，只用白皮二斤切碎，入锅内熬，滤去渣，用文武火熬成膏，薄摊漂布上，先以姜搽去皮上垢腻，再以火烘热膏药，贴痞块上，微加麝香末于膏药上，其初微痛，半日后即不痛。俟其自落，一张即好，胀满腹硬者，二张即愈。贴上膏药，周围破烂出水，尤效。孕妇忌用。

治肚腹急痛

骤然急痛，不知何症。只用盐微炒热，以布包盐，热熨痛处即止。

虫积腹痛，乍痛乍止

口吐涎沫，唇内有白点。

用乌梅三个，川椒钱半，生姜三片，水煎服效。余详后虫积。

一切腹痛

羌活一两，葱白十根，老姜二两，麦面和，炒热，用布包裹，熨腹，冷再炒熨。

又方

胡椒、绿豆各四十九粒，同研。滚酒冲服立止，寒热并治。

又方

用盐二斤炒热，青布包裹，更换熨之。

又方

干陈土砖捣成粗末约二升，以锅炒大温热，用青蓝布包一半，揉熨胸腹腰背等处，冷则另换一半，周流揉熨约半时，自觉胸腹气流通而愈。

或再用皂角末少许，吹入鼻中，得喷嚏则气随通畅。

阴寒腹痛

面青白，手足冷，手按略好。

用硫黄、胡椒各二钱，研细末。冲酒服之，自止。

紧阴腹痛方［以下四条并见中寒阴症，宜参］

治寒气腹痛，紧阴危笃者。

急饮热酒，能饮烧酒更好，外用整根葱白如碗粗，一束麻绳缠住，切去头尾，留中一寸厚，放在脐中[①]下，上盖布片，以熨斗去火熨之，令热气入腹，葱坏再换，以汗出痛止为度，仍宜服理中汤，白术土炒三钱，人参、干姜各二钱，甘草一钱，再加桂、附各一钱，丁香六分效。［理中汤］

因色欲致手足冷，脐腹痛［口唇淡白］

用胡椒十五个，丁香十个，黄丹一钱，生白矾三钱，

① 中：原书漫漶，据光绪本改。

共研末。醋调，搽脐中，被盖出汗愈。

又方

炒葱，热贴脐中，冷则换之，内服附子理中汤尤佳。

附子理中汤

人参二钱，白术土炒二钱，炮姜一钱，炙草一钱，附子一钱，或再加丁香、肉桂各六分同煎，对酒一杯，温服。[贫者，倍用党参]

房事后，中寒腹痛

生姜、葱白同捣烂，热酒冲服，强睡，片时汗出即愈。

如痛甚，再以葱头二两捣烂炒热，摊贴脐上，用艾灸之，得鼻尖有汗，其痛立止。

又方

以葱一斤微捣炒热，分两包，替换熨之，暖气透入自愈。内服附子理中汤，加肉桂。[理中汤见上]

病后肌瘦[右关脉细软]

人参养荣汤主之，方见虚痨。或用十全大补汤，见虚痨。

注夏病

春末夏初，五心烦热，倦怠不快，由脾弱胃有湿热留饮。

人参、白术、茯苓、白芍、陈皮、法夏、扁豆、木

瓜、泽泻各一钱，服。[益气健脾无倦汤]

痢疾

凡初起，勿用参、芪、白术等补剂，不可用涩药及发汗之药。

治痢散［此方治赤痢，加地榆、桃仁、当归各一钱，尤效］

治痢初起，不论赤白皆效。

葛根　苦参酒炒　陈菘罗茶　陈皮各四两　赤芍酒炒　麦芽炒　山楂炒，各二两

上为细末。每服四钱，水煎，连渣服，小儿减半。有火者，酌加川连四五分同煎。忌荤腥、面食、煎炒、闭气、发气诸物。

若腹中实痛，不得手按者，加厚朴姜炒五分，熟大黄一钱二分，同煎。

又方

陈茶、陈皮、生姜各二钱，食盐一钱，水煎，服二三次效。

又方

木香四两，苦参六两，研末，甘草一斤，熬成膏，和丸，如梧子大。每服三钱效。

赤白痢症

用寸金丹三四钱，加红糖二三钱，生姜二片，煎服效。［寸金丹见上十九页］

又方

萝卜连头叶，于端午日午时，将烧酒、朱砂、雄黄喷之，阴干。白痢，用红糖五钱，同煎一碗服；赤痢，用白蜜五钱，同煎一碗服。

又方

生萝卜叶细切，加生木耳末五六分，同入七醋，拌服一茶盅即瘥。

又方

用凤尾草即井栏草一大把，老米三合，姜三片如白多用五片，连须葱三根如白多用五根，水三碗，煎至一碗，去渣，入烧酒半盏，砂糖三匙，和匀，乘热服一小盅，移时再服以一冒，服尽即愈。忌酸味、生冷、煎炒等物。

又方

陈皮炒、生姜各二钱，食盐一钱，水一碗，煎至半碗服效。

又方

三日后，用胡椒一岁一粒，用三两重大鲫鱼一个去头尾连骨肠，入椒末捣融，封脐上，奇效。

又方

三日后，用川椒五钱，麝香一分，大枣一枚去皮核，将二药末糁枣上，放入肚脐，不拘何等膏药，盖之。

又方

麝香三分，木鳖子半个，共研末。米汤作饼，敷脐上即止。

又方

蚕豆花阴干。每服二钱，赤砂糖一钱，煎汤饮即止。

又

荸荠入烧酒内，浸透食。

又方

海蜇洗净，加米醋拌萝卜食，俱效。

又方

两日后，用缩砂五钱，核桃仁去皮五钱，红糖五钱，白糖五钱，共研末。干食之即见效。

治红痢不止［右关脉数，唇红］

先用治痢散，加桃仁、地榆、当归，再服真阿胶一两，蛤粉炒朱，复以水化成膏，调黄连末五钱为丸。米饮送下二钱，以止为度。

下痢纯白，如清涕者，属虚，宜用六君子汤，方见上，加木香五分。

甚者，再加附子、茱萸，勿投寒凉之剂。

治痢后脱肛

用五倍子三钱研末，白矾一块，水煎洗。并可研末，搽少许于肛门四旁。

治痢效方

初冬时，多取白萝卜，整个摊在屋瓦上，任经风晴雨霜，至立春前一日收下，挂在无日处阴干，遇患痢者，以水煮加砂糖，服之立愈。将此萝卜切碎，盐拌蒸熟，常作小菜，并可免喉疾。

又方

干萝卜种兜，煎水，服之即愈。如无兜，萝卜子亦佳。萝卜子宽中下气，肚膨气胀及后重里急者，服之即效。

休息痢

经年不愈，为休息痢，肠积冷也，右尺沉迟，用至圣丹。

鸦胆子去壳，用米粉包，蒸熟，整个吞之效。[每个包一粒，吞二十一粒，其方详《慈幼》]

又方

臭椿皮五钱，酒二碗，煎服立愈。

又方

豆腐醋煎，久食自效。

柿饼一个，入白矾一块，煅存性，研末。黄酒调下二三服即效。

又方

陈石榴皮焙干，研末。每服二钱亦效。

又方

哺退鸡子壳，研极细末。每用一分，白汤调下。

治噤口痢

用开噤散。

人参、黄连、姜汁炒各五分，石菖蒲七分，丹参三钱，石莲子、茯苓、陈皮、冬瓜仁去壳各钱半，陈米一撮，荷叶蒂一个，水煎服。

又方

五谷虫水漂净，瓦上焙黄色为末，新汲水送下。

又方

活虾蟆一只打烂，加好麝香六分，同研，贴脐上。用布束紧半日即能饮食，两日全愈。

又方

细辛五钱，牙皂一钱，葱三根，酒药子半个，大田螺一个，共捣成泥，敷上脐中。候干即去药，自能饮食。

又方

于患者床前烹煮鲫鱼，多加作料，使闻香味，即刻开胃，便以此鲫鱼少食之。

又方

稻谷上露水半盅，饭上蒸熟服。

又方

萝卜半斤不拘新旧，蘸蜜含之咽，汁味淡再换，觉思食，以精肉煮粥与食，不可太多，极效。

又方

新大附子一个切片，贴于新石灰上，洒之以水，俟热即取附子片，贴于病人脐上，冷再换，贴三四次立愈。

又方

以腊猪肉去净皮肉，用骨煎浓汤，去油，徐徐呷服极效。

久痢脾虚

右关脉细软，口唇淡白，宜用异功散。

党参、白术、茯苓各二钱，陈皮、炙草，加白芍各一钱，木香片、黄连各五分。

若气虚下陷者，宜补中益气汤。

补中益气汤

治气虚下陷，久痢不愈者。

黄芪钱半　土炒白术　人参　当归　炙草各一钱　陈皮五分　升麻　柴胡各三分

姜枣煎服。[右尺脉沉弱者，大肠气虚也，宜补中益气及归脾汤，俱见心部]

脾肾俱虚者，宜用王母桃方，见下久疟。

又方

鸦胆子包粉团，吞二十一粒极效，见上页。并详《慈幼》。

凡痢症愈后，宜补脾胃

用前异功散，加法夏一钱，砂仁七分，木香片五分，姜一片，枣一枚，水煎服。[以上痢疾诸症，并详《慈幼集览》]

霍乱

得吐泻者，名湿霍乱，其病轻；不得吐泻者，为干霍乱，即绞肠痧，其症危。欲吐不吐，欲泻不泻，心腹胀痛，烦闷欲死，治不得法，辄能杀人。凡遇此症，断不可与谷食，即米汤入口亦不能救。须俟愈后，平定良久，方可进食，亦不宜多。

霍乱，有寒湿伤胃者

唇舌必白，右关沉迟。

厚朴　陈皮各二钱　干姜一钱　炙草六分

水煎，温凉服。[和胃饮]

霍乱卒痛［以下九条并见《急救编》］

以盐纳脐中，艾灸之，莫计其壮甚效。

又方

白明矾三钱，井水半碗，调化，开水半碗对服。

又方

大蒜捣，贴足心，痛止则去之。

又方

用枣一枚，木瓜五钱，桑叶三片，水煎服。

又方

桃叶三把，水煮，作两次服之。

干霍乱

腹中痛甚，越痛越冷，四肢皆闭，无汗无血色，心腹内外皆冷，欲呕不呕，欲屙不屙者是也。

用炒盐入新汲水煎，候温凉，灌之，得吐更妙。

又方

生姜自然汁，加童便调服立愈。

又方

用藠[1]一把，水煎服效。余与绞肠痧同治。

又方

用本人包脚布或袜底洗水，澄去泥秽，饮下神效。此症宜急急治之。

绞肠痧

腹痛如绞痛，四肢皆闭，而腹内不甚冷，无欲呕欲屙之热，不可乱用姜盐煎服。今有通治之法，不问是痧是霍乱，凡腹痛甚，四肢冷闭，即用灯火于左右大指甲内旁根脚离肉一韭叶许即少商穴烧之，即效。

阴痧腹痛，手足厥冷，宜用灯火；阳痧腹痛，手足暖者，必用针刺少商穴，出血即效。

又二病通治方

顶心必有红发，急寻拔之，取青蒿汁和水，饮之愈。

又方

生姜磨汁于杯内，澄片时，倾去姜汁，将内姜粉挑少许于脐内立效。

---

① 藠（jiào 叫）：即薤。下同。

又方

膏粱帚上穗子，连枝梢一大把，煎汤服即愈。

又方

蕌[①]一把，煎水，服之亦效。

又方

藿香叶、广木香各五分，水煎一盅，服之自愈。

凡霍乱愈后，宜用乌老鸭母烹食之。

绞肠痧阴症

心疼，小腹痛，面青，指甲青冷是也。先将生黄豆令病人嚼之，不知豆味者便是。白矾钱半，胡椒二分，芒硝一分，共为细末。高醋调，摊男左女右手心，紧合阴处，被盖出汗即愈。

又方

磏[②]二钱，滚烧酒送下即愈。

又方

蜘蛛生断去脚，吞之愈。

又方

吴茰四两，食盐四两，炒热，用布作两包，轮流熨其脐腹亦效。

---

① 蕌：此下原有“右”，据上下文义删。
② 磏（lián 连）：红色的磨刀石。下同。

简便痧方

患痧大抵腹痛，亦有不痛者，但觉昏迷胀闷，莫可名状，医未能识者。

急取田中生芋艿洗净，切一二片嚼之，如非痧，则生涩难食；若是痧，则甘美异常。再食一枚，脱然起矣。

痧肚痛

砂仁五钱炒黑，食盐三钱炒黄，汲无根井水煎汤，将前二味研末入内，用箸顺打至冷，将一大碗顿服立愈。

转筋霍乱

症最重，与肝经血郁转筋不同，得吐泻可治，不吐泻难救。男子手挽其阴，女子牵乳近两旁，治同霍乱，忌热药。用木瓜煮汁服，并以布蘸木瓜汤，热熨之。

又方

木瓜五钱，吴萸三钱，食盐五钱，同炒令焦，用百沸汤三四碗煎之，温凉任服。猝无药，用枯矾末二钱，沸汤调服，或以盐一撮，淡醋一盅，煎至八分，服之亦效。凡服汤药，仍合挚缚病人胫腿，勿使入腹。

又法

令病人面墙直立，一人以手蘸温汤在腿弯上反手拍扞[①]数十下，有青红脉突起，急将针刺其脉，出黑血即止。

① 扞：据上下文义，疑作“打”。

斑痧

其症头腹痛，烦闷眩晕，与别症同，但变起猝然痛甚，颠叫，六脉皆沉，或左关洪浮，胸臂腹有细斑，隐于肌肤内者是也。

急寻生芋艿，去皮切片，食二三枚，如非斑痧，难下；若真斑痧，食之觉甘，更能解此病。再用灯草蘸菜油照之，隐隐见红斑，即以火向斑上焠，必爆响，须猝尽方止，否则复发。

用荞麦五钱煎汤，温服自愈，不可大热。食忌姜、茶、酒、烟、滞气、油荤，药忌陈皮、紫苏、甘草、半夏，误食者凶。

霍乱上吐下泻

寸金丹三四钱，淡姜汤调服甚效，方见上停滞。

又方

韭菜汁重汤煮熟，服之立止。

又方

车前末三钱，开水调服愈。

又方

盐梅煎水，频饮，或陈艾一把，水煎服。

又方

食盐一两，生姜五钱切片，同炒色变，以水一碗煎服，不宜热服，愈后忌饮食。

又方

藿香、陈皮各二钱，姜一片，水煎服效。

又方

食盐填满肚脐，于盐上置艾丸，灸七壮即愈。

急治方

霍乱吐泻及转筋，柴灶内锅底煤及灶额上煤各五分，用百沸汤冲一盏，急搅数十下，以碗盖之稍定，通口吞二三口立愈。以后戒食乌鱼等物。

霍乱腹痛

用大蒜捣如泥，涂心上立效。

又方

枣一枚，木瓜五钱，桑叶三片，水煎服效。

又方

桃叶三把，水煎服。

又方

胡椒、绿豆各四十九粒，研末，滚酒冲服。

又方

盐二斤，炒热，用青布包两包，更换熨腹上，久之，气透即愈。

刮痧法

用光滑细口瓷碗一个，另用热汤一盅，入香油二匙，将碗口蘸油汤令其暖，而且滑两手，覆执其碗于病人背上，轻轻向下刮之，以渐加重，碗干而涩则再蘸再刮，良久，现出紫黑点，其病顿消减。有用光铜钱蘸油于颈臂刮痧者，亦能治病，然病重者，须于背向下刮之，邪气方降也。

又法

以食盐一撮，揉擦两手腕、两胁、两足心并心窝、背心八处，擦出许多紫红点，渐觉松快而愈。

又方

急将病人两臂紧勒数下①，使血聚于两手大指之上，用油头绳扎住指根，针刺少商穴，在大指外侧离肉尽处，血出即效，甚者，十指缝俱刺之。

缠腰痧

一时腹中疼痛，眩晕昏迷，觉腰间如绳缠者。

急以真菜油一杯，灌下，探吐即愈。

呃逆方

初病数日可治，若因久病而作呃逆难治。如额上出汗，连声不绝者死。

用柿蒂七个，生姜一片，煎水，服之效。

又方

刀豆焙干研末。每二钱用滚水一盅，调作七口，仰吞下神效。

---

① 下：原作“十”，据上下文义改。

又方

烧酒一盅，新汲井水一杯，和服亦效。

又方

治偶然呃逆，俗名塞嗳。

用纸捻通鼻，得嚏则愈。

又方

伤寒将愈，忽患呃逆，百药不效。

以皂角末吹鼻，得嚏则效，少时又呃又吹，凡数十次渐疏，至一二日后而止。

又方

治呃逆不止，服药罔效。

用硫黄、乳香各二钱，酒煎之，令患者常嗅其气。

又方

黄蜡烧酒，熏鼻中二三次即愈。

又方

治呃逆。

川椒去子及闭口者，炒四两，研末，面粉为丸，如梧子大。每服十丸，以醋和汤下即愈。

又方，用荔枝七个烧枯，为末。食远，调汤，服之一二次愈。

又方

丁香七粒，柿蒂七个，水煎一盅，作七口，仰面吞服效。

呃逆不止

右关洪数，唇舌红，口臭，胃热也。

用石斛、麦芽各三钱，黄芩、泽泻、山楂肉各二钱，陈皮、木通各一钱。

疟 疾

寒热往来有定候，一日一发，邪浅；二日一发，邪深；三日一发，邪更深。先热后寒为顺，先寒后热为逆。自子至午发为阳，自午至子发为阴。单寒无热者，名牡疟，为纯阴病；单热无寒者，为瘅疟，为纯阳病；因劳而疟者，为劳疟；因食而发者，为食疟。更有鬼疟，为祟病；瘴疟，感岚气而成，种种不同。然寒热往来，总在少阳，久而不愈，责在脾胃，盖胃虚亦恶寒，脾虚亦发热也。疏理少阳，快助脾胃，则医家治疟，无余蕴矣。服药宜清早未洗面之时，空心服，疟退后，须俟清凉，方可饮食，不宜饱。［清早一服，未发先时再服］疟愈，勿食油腻及扁豆、猪、牛肉等物，尤忌房劳。

小柴胡汤

治疟初起之通剂，须按加减法。

柴胡三钱，秦艽、黄芩、赤芍各钱半，法夏、甘草各一钱，人参五分，生姜二片，枣三枚，水煎。［初起口大渴者，去人参、法夏］

疟未发，先一时空心服，初起无汗，加杏仁、紫苏、防风各二钱，温服；微汗热多者，加黄芩、知母、贝母各钱半；汗少者，加荆芥、川芎各一钱；汗多者，去秦艽，减柴胡一半，加人参一钱，白术钱半；汗多而大渴大热者，去秦艽，加生石膏钱半，麦冬三钱，粳米四钱；单热无寒，视此法，或再加知母二钱；先热后寒者，名瘅疟，治法亦同。

寒多者属阴盛，加桂枝二钱，生姜宜倍用之，或再加吴萸泡二钱；单寒无热者，亦用此法，或再加熟附子二钱。呕恶，俱加半夏、制茯苓各钱半，砂仁一钱，生姜三片；饮食停滞，胸中饱闷，饥不能食，食则吐痰，为食疟，加麦芽、神曲、山楂、厚朴各一钱。鬼疟，寒热日作，梦寐不祥[1]，多生恐怖，脉乍大乍小，加藿香、天麻各三钱；瘴疟，迷困发狂[2]，乍寒乍热，乍有乍无，加苍术、藿香各二钱，草果煨一钱；劳疟，是虚人不能耐劳而病疟，加人参、白术、瓜蒌根各二钱，或佐以补中益气汤。

凡疟疾，有口渴者，俱加瓜蒌根二钱。如欲止疟，三发后，加白蔻仁一钱，鳖甲醋炙二钱，服之，加常山酒炒一钱，草果面煨七分尤效。若体虚气弱，加人参、黄芪、白术各二钱，当归、茯苓各一钱。久病成疟母，加白术钱半，木香、枳实各五分，鳖甲醋炒二钱，服之。如三阴疟，二三日一发，诸药不效者，用白术二两，生姜七钱，水一

① 祥：原书漫漶不清，据《三因极一病证方论》卷六补。
② 狂：原书漫漶不清，据光绪本补。

盅，煎一盅，于丑寅时服，渣再煎，于上午未发时服之。如热多者，以当归一两代白术。如脾胃两虚，诸药不效，先以六君子汤及补中益气汤，兼吞八味丸，半月自效，勿用何人饮等方。［疟夜发，宜柴胡四物汤，生地、柴胡各二钱，人参、半夏、甘草、川芎、黄芩、当归各一钱，入姜三片，枣一枚，水煎。未发先两时服，渣再煎，清晨服一次］

通治疟疾单方

用生姜捣汁，碗贮露一宿，清早东方明时，面东饮之，勿令人知。

又方

用向东桃叶七片，白酒半碗，和蒸，亮纱盖定，露一宿私取，面东饮之，俱屡试有效。

又膏药方

生姜二两捣烂如泥，生皮胶二两，将胶熬化，投姜泥搅匀，熬成膏听用。先以皂角水洗净脊膂①、腰背油腻泥垢，拭干，再以生姜一大块遍拭各处，再酌量脊背之宽长，剪细布一大块，将膏摊上贴之，再摩手心令热遍，摩背脊各处，俱令热为善，俟一二日不发即愈。

又方

用旱莲草搥烂，置左手寸口上，以古钱压定，将绸绢条系住，良久起小炮，谓之天灸，止疟甚效。

① 脊膂（lǚ吕）：脊梁骨。

又方

胡椒、硫黄各一分，研末，掺膏药上，贴背脊之正对肚脐眼处，过期即愈。

又方

明雄黄、制附子、真樟脑各五分，共研细末。于疟未发前一时，以棉花少许包裹药末三分，塞鼻孔中，男左女右，塞后勿食汤，睡过此时即愈。重者，依法塞二次必效，小儿药末略为减用。

又方

用独头大蒜一个捣融，随打鸡蛋一个于内，搅匀，好烧酒滚冲服，再摘桃叶七片[①]搓丸塞鼻，分男左女右，即离原卧房三宿可愈。

又《敬信录》经验方

用真川贝去心，研细末六两，生半夏切片，姜浸半时，去水炒干，亦研极细末四两，五月五日午时，合和锅内，微火炒至嫩黄色，冷定，装入瓷瓶，勿令泄气。每服二分，生姜汁二三匙，和药隔水炖热，在疟未发之前，先一时服下立效。重者，次日再服即愈，愈后戒发物及南瓜、鸡蛋、芋艿、峨眉豆等，勿食二三日，永免再发，猪油、猪肉亦戒两月余。

又方

用老生姜四两捣烂，男左女右，敷膝上，外用油纸蓝

① 片：原作“皮”，据上下文义改。

布包裹紧，以带萦好，不令汁流出，临期于未发先一时敷之，立好。

又方

斑毛一个，用膏药贴于印堂，一周即效，须早一日贴之方效。

用黑豆、陈皮、制首乌各三钱，老姜三片，凡疟疾，先一日将药煎好，取初汤，碗盛盖，安置病人之床下，又将药渣再煎服之，次日，再取床下药煎热，服之立效。

邪气疟疾

用黑牛尾烧末，酒调，服一茶匙，一日三服即愈。

久疟

脾肾皆虚也。

炒白术　熟地各二两　首乌　炒巴戟　枸杞各一两

共为细末，炼蜜为丸，如龙眼大。每用三四丸，饥时服下。［王母桃丸］

又方

用夜明砂，为末。每用一钱，以冷茶清调服即愈。

又方

用牛膝二两切片，酒水各一盅煎，未发时，先向面东服之，二三服即瘥。将渣加烧酒一杯，捶烂，包手脉上尤妙。

虚寒久疟

服王母桃丸，见上，并用黄狗肉调和五味，食之自效。

治三阴疟方

二日或三日一发者。先用大块煨姜，破开擦背脊，自上至下，擦时避风，再用花生去烂的，连壳四两足，炒熟，于未发前两时，令病者以前衣兜住，自己剥食尽，食时切勿令人见之，即往别房随意玩坐三个时候，勿遽卧即效，此数日坐卧不回原房九效。

愈后宜调补

人参养荣汤，见后虚痨。

痰

其原因饮冷过度，遂至气弱不能消化，饮食入胃，皆变痰水，反吐不停，用六君子汤主之，方见上呕吐。

又方

用赤石脂一斤，为末，筛极细。每服酒调约二钱，渐增至三钱，服尽自愈。凡痰饮症，诸药不效者，服此奇验。

痰迷

顽痰壅闭，不省人事，清膈煎灌之，见心部停饮。

痰饮

或停心下，伏两腋，有声咳则痛。

法夏　茯苓各三钱　炙草一钱　生姜三片

若停胸膈，加苍术一钱。[小半夏加茯苓汤] 停饮痛，并

见心部。［以上二条，左寸弦而大］

老人气壅痰盛

时喘懒食。

紫苏子、白芥子、萝卜子各三钱微炒，研末，煎服之效，名为三子养亲汤。

积痰

顶大葱白头二三十个略捣烂，入锅内炒热，俟微温，敷于胸，次不久，痰即尽出。

体壮便结者，用滚痰丸，见十四页。

痰涌心膈

见心部，用清膈煎方，亦见心部。［引痰推痰法，见《慈幼集览》］

立救痰厥

胆南星一钱研，姜汤调灌即醒。

治痰通用二陈汤

法夏、茯苓各二钱，陈皮、甘草炙各一钱，姜三片，枣二枚，［二陈汤］加人参、白术土炒各二钱，名六君子汤。［六君子汤］

饮食化痰［脾虚，右关脉细软］

土不胜湿也，宜用六君子汤主之，见上。

噎膈

胃脘干槁也，上脘槁，能饮水而难进食；下脘槁，食可入而久复出。

膈症初起方

用当归酒洗三钱，大生地手掐碎三钱，白芍二钱，川芎钱半，用黑驴尿作水，煎服，四五剂全愈。

牛犬二灰散

治噎膈最效。遇有狗放屎于牛屎堆上，连二屎共取，和匀，候干，入瓦器封固，煅灰存性。每用三钱，以好苦酒调服效。后用真云南棋子一枚，男以白的，女以黑的，捣研极细，仍用苦酒炖浓，服之。

甘蔗饮

取甘蔗去皮，切钱十数个，瓷碗乘白米些少，以水润透米，将蔗钱放米内，仍用瓷碗盖定，慢火蒸熟成饭，先取蔗钱，与本人徐徐咀咽，蔗汁漫开喉咙即食此饭，其嗝当问，即审症用药。二灰散不易得，即以黑白棋子继之，再审症用药收功。

圣灰散

治噎食及食下即吐病。取初窑石灰投入锅中，滚水冲化开，去渣，只用清水煮干，炒黄色为度，牙色亦便可，用罐收贮封固，勿泄气，过一年则无用。凡人四十余壮健者，服四分；老者气分弱，先用二三分。好烧酒一二钟，能饮者三四钟，或吐出虫或下虫，病即愈。如不吐不下，遇发时再服，自痊神效。

八仙膏

治噎食。

生藕汁、生姜汁、生梨汁、生萝卜汁、生甘蔗汁无则砂糖代之、白果汁、竹沥、蜂蜜各一盏，和匀饭上，蒸熟任食。

夺命丹

治反胃甚效。

用蜣螂所转之弹丸内有白虫如蛴螬者一个，将弹小破一点盖住，火煅过大黄色，存性勿焦，并弹入药，内麝香一分，儿茶三分，金丝黄矾三分，朱砂春二分夏四分秋六分冬八分，共为末。烧酒调，空心服。如觉饥，进小米粥一杯，勿多食，一日碗半足矣，多则病复不可治。忌生冷、厚味、葱、蒜、酒、面、气恼。五十岁以后，止一二服即效。

附子散

治[①]反胃。

大附子一个，温水泡三日，晒略干，坐于砖上，四面

---

① 治：原书作“怡”，据光绪本改。

着火渐逼，淬入生姜汁内，又炙又淬之，可尽姜汁碗许，捣为末。粟米饮调下一钱，不过二三服即全愈，或加丁香一钱，同为末亦可。

噎膈反胃，宜通大便

凡呕吐，大小便不闭者，忌利药；若反胃、噎膈、便秘者，当用下药。

如神体稍弱，用四物汤，加童便、韭汁、竹沥，多服为妙，或用猪胆汁，和醋灌入下部，或用蜜导法。

治噎膈神方

猪肺管四两，旧罗底一个罗面所用之丝，罗底要旧的，黑白者不用，鲜藕四两如无鲜藕，用干藕节亦可，以上三味，用砂锅烧灰，研极细末。用生姜一两，捣烂取汁，白霜糖一两，冲服，初服吐者，再三服之神效。服后忌食各色豆十数日。

又方

治五噎。

用芦根五两，水煎。顿服一升，不过三升即瘥。

噎膈回食

用抱过鸡子弹壳四五个烧灰，冲酒，服之效。

又方

水牛咽喉阴干，研细末。胡椒调下即愈。

又方

姜汁、韭汁、萝卜汁、竹沥，用黑驴尿煨开，冲服神效。

又方

用油透木梳一个烧炭，为末。酒调一盅服下，半日就能饮食。

又方

黄鳝鱼一[①]条用无灰酒，量鱼大小，酌酒多寡，煮干为度，连皮带骨，用砂锅焙存性，研细末。病势重者，服三钱；轻者，每服二钱五分为止。用黄酒调服，上半月效速，下半月效迟，三服见功，五服全愈。愈后宜薄淡饮食，陆续吃稀粥可矣，并忌思虑、筹画、气恼、荤腥、椒酒、色欲、房劳，尤为切要。转食用靛花水送下，凡服此药后恐大寒，常吃些姜汤为妙。

治膈食神妙方

此方平日制就尤妙，若临时方制，则过一月，病愈重矣。用香橼十枚，取树上自然黄透者，用蒲包包好，浸厕窖中，三七日取起，童便内洗净，又换净童便，再浸七日，取出，去蒲包，阴干切片，焙燥，研细末。每服三钱，开水化下立效。须戒恼怒及辛辣之物一百天。

又方

用土内或墙内三五十年陈碗盏瓷片捣碎取，研极细末，用麦冬汤冲服一二钱效。

① 一：原书无，据《验方新编》卷十八补。

噎膈，反胃回食，水谷不进验效方

中伏天粪坑中蛆愈大愈好，捞出，长流水洗净，用桶瓦二个，盛蛆在内，以水和泥，将瓦两头封固，木炭火煅一炷香，以蛆身黄色为度，如未黄，再入沙锅焙黄，最忌铜铁器。每服黄蛆一钱五分研末，松罗细茶七分五厘，广木香二分五厘，制豆蔻四分五厘，共研极细。五更时，空心温干，烧酒半茶钟调服，如不能饮者，用水调亦可，切忌面食荤腥数日。

又方

牛乳一盏，韭汁一盏，童便二盏，竹沥、姜汁各半盏，和匀，顿服良。

又方

大蚌蛤数十个约三斤，洗净，入水中高四指，将香油一小酒杯倾入水，以二指捻白面灰，撒水上约一两半，其涎即出。［面灰约撒一两五钱］次日，去蚌蛤，留水晒干涎，为末。每五分，淡烧酒下即效。

又方

杀鹅时以口接，饮其热血数次立效。永远戒食牛鹅二物。

噎膈针灸法

临病汤饮不入口，针合谷穴亦可开通。反胃，灸肩井三壮即愈。

凡吐食药物，不进结肠数日至七八日，大便不通，垂死者

用白水牛喉一条去两头节并筋膜、脂肉，切片，米醋一盏浸之，微火炙干，淬之，再炙再淬，醋尽为度，研细末。每服一钱，食前陈米饮调下。轻者，一服立效。牛喉托屠人觅，切勿特杀，慎之。

治反胃极效方

用柿饼、杂干饭内同蒸，取出，食完不饮水，亦勿以他药杂入，食之旬日后，病自愈。有三世死于此症者，得仙传此方见愈。

又方

大田螺百余个以新水养之，待吐出泥，澄去面上清水，以灰铺筛，上用皮纸覆灰上，倾此泥于纸上，取泥作丸，如梧子大。每服三十丸，藿香煎汤下之立愈。其螺仍放水中，若杀食不效。又方，驴尿乘热服一合，再服七日永瘥，有毒勿多服。

又方

韭菜汁二杯，入姜汁、牛乳各一杯，细细温服，数次即效。

反胃初起

极大枳壳分两半个，去内穰，将阿魏六七分，杏仁去皮尖十余粒，共捣烂，入枳壳内，将两半壳合口，外用绵纸裹好，线扎紧，大火煎半日，取起内药，将壳焙干为末。烧酒送下，重者不过二次愈。

治反胃及膈食病

用靛青叶晒干，收好。每服三钱，姜一钱，水一碗，煎至一茶杯，先用米一酒杯煮粥一碗，候前药煎好，服药后即将粥吃下，不必吃饭，又将药再煎，过半日又服，仍以粥服下，三日三服即愈。不用吃他药，以后每日但吃粥二三碗，十日方渐次吃饭，百日不可吃盐。倘食盐，此病复发，竟无治矣。

又方

老牛口中涎取少许，和水服之效。此方以糯米粉拌牛涎作小丸，煮食之尤效。

取牛涎法：洗净牛口，用盐涂之，少顷流涎自出。愈后永戒食牛肉。

又方

大鲫鱼去肠留胆，入绿矾满腹，以火炙焦，研末。米饮下一钱，日三服效。

又方

生鹅血乘热饮之效。永戒食牛、鹅二物。

又方

小儿胎发一团阴阳瓦焙，存性，研细末。陈酒送下即愈。

痞　症

寒痞不渴，脉迟者，宜枳术理中丸；热痞烦渴，脉数者，宜黄连消痞丸。满而不痛为痞，满而痛为结，胸痞较结胸略轻耳。[二方见下页，治结胸见前]

痞初起，如钟大者

缉其根用桃脑七枝每枝七叶，独头蒜一个，共捣烂。入麝香二分，摊膏贴之，鼻闻麝香，即揭下此膏。如不消，如前再贴自愈。

又方

臭椿皮在上中者佳，一大束，去粗皮，用白皮二斤，切碎入锅内，水熬透，滤去渣，用文武火熬成膏，薄摊裱布上，先以生姜擦去患处垢腻，后以火灸热膏药，微撒麝香少许于膏上贴痞块处，其初微痛，半日后便止，俟其自落，待周围破坏出水，自然渐消而愈。

痞气

脾之积，在胃脘，腹大如盘，宜用和中丸，方见下水肿，加厚朴。

治痞块

用雪水三斤，滴花烧酒三斤，海蜇头三斤，先浸淡肉苁蓉三钱，好荸荠百个，同入锅内煎至将干，取荸荠不时食之，食尽除根，永不复发。

腹胁痞块

用雄黄一两，白矾一两，面糊调膏摊贴之。如未见功，再贴，待大便如数百斤之重便愈。

治痞块神膏

用真川白芥子二斤，穿山甲八两，用真桐油二斤，入铜锅内先熬半响，入穿山甲熬数沸，再次入白芥子，俟爆止，滤去渣，入飞净黄丹炒黑八两，收之离火，再入麝香末四钱，加阿魏四两尤妙。摊时隔汤化开，不可用火，此膏甚效。

外贴三圣膏

贴积块。

风化石灰半斤，为末。瓦器炒令淡红色，提出，俟热稍减，次下大黄末一两，就炉外炒，候热减，入桂心末五钱略炒，入米醋蒸成黑膏，厚纸摊开贴患处。

五仙膏

治一切积聚、痞块、癖疾。

大黄、皂角、生姜、生葱、大蒜各半斤，共捣烂，水煎取汁，去渣，熬成膏，黑色为度，摊绢帛上，先以针刺患处，后点膏药，又贴痞块。水红花子二钱，大黄、朴硝、山栀、石灰各一钱，酒酵一块鸡子大，共捣成膏，用布摊开贴痞上，再用汤瓶熨手帕勒之，三日后揭起，内黑色似墨，是其效验也。

熨癥法

吴萸三升炒，酒淬和煮，热布裹，熨癥上。冷更炒，熨癥移转，则逐而熨之。

琥珀膏

贴积块。

大黄、朴硝各一两，为末，大蒜捣为膏，和匀作片，贴之。

一方

加麝香五分。

握药宣积

巴豆、干姜、芥子、良姜、甘遂、槟榔各等分，上为末，饭丸，如指头大。早期先以川椒汤洗之，以麻油涂手掌中，握药一团，移时便泻。欲止泻即以冷水洗手。

痞积单方［前二味，体弱者勿服］

大黄　破癥瘕积聚甚效。大黄四两，为末，醋煮成膏，入蜜更煎，丸如梧子大。姜汤送下三五十丸效。

三棱　主老癖癥瘕结块。每用四两，浓煎成膏。每朝取膏一匙，酒服下，日二次甚效。

元胡索　破癥癖。醋炒研末。每服二钱，此味与三棱、鳖甲、大黄等分为末，治癥癖痞块。每服二钱效。

鳖甲　主癥瘕痃癖。烧黄为末。酒服二钱，日二次。

鱼脍　主腹内伏梁、痃癖、气块。以蒜齑[①]姜醋食之，鲤鱼脍尤佳。

瓦垄子壳　一名蚶壳，治冷气、癥癖，消血块并消痰火。煅，醋淬三次为末，醋糊丸。每二钱。

桃花萼　破积聚。花落时取萼，和面作烧饼食。

大蒜　患痃癖者，可常食之。

白马尿　治鳖瘕。饮之即消。癥积满腹，饮之亦效。

白杨木　疗癥癖坚硬，积年不瘥。取东南枝细剉五升，熬令黄，以酒五升渍之，封日经二宿。每服一合，日三次。

人尿　癥积满腹，诸药不效。人尿空心乘温服之自效，用童子尿尤佳。

牛膝　破癥结及卒暴瘕，腹中有如石刺。剉一两。空心，酒煎，温服。

虎杖根　主癥结暴症痛甚。取根为粗末，酒渍饮之。

和中丸

治血滞、痞、癥瘕、痃癖可按者，方见下水肿，腹大如盘者，加姜炒厚朴一钱。

枳术理中丸

治寒痰痞满。

枳壳面炒、人参、白术、白茯苓、干姜泡、甘草炙各等

① 蒜齑（jī 积）：捣碎的蒜末。

分，为末，蜜和为丸。每一两作四丸，姜汤化下，或少加芍药、陈皮、木香亦可。

黄连消痞丸

治心下痞，久不愈。

黄芩、黄连炒各六钱，枳实面炒五钱、半夏制四钱、姜黄、白术、泽泻各三钱，人参、陈皮、厚朴各二钱，猪苓钱半，缩砂、干姜、神曲、甘草各一钱，上为末，蒸饼和丸，梧子大。白汤下白丸。

瓜蒌实丸

治胸痞，痛彻骨，喘急妨[①]闷。

瓜蒌仁、枳实、法夏、桔梗各一两，上为末，姜汁糊为丸，梧子大。姜汤下五七十丸，方内加黄连五钱亦妙。

治一切痞块虫积秘方

大荸荠二十五个削去皮，白海蜇八两切碎，浸出腥气，同入瓷瓶内，用真甜酒浸满，火煨三炷香。每日空心食荸荠五个，饮酒几杯，作五天连服尽为度。

化痞膏

治痞积气块，口内生疳。

秦艽、三棱、莪术、黄柏、当归各五钱，大黄三钱，全蝎十四个，川甲十四片，蜈蚣五条，木鳖七个，入药于

① 妨：原书漫漶不清，据光绪本补。

内，油二斤四两，浸透，煎黄色，去渣熬，略冷，下黄丹炒过紫色一斤二两，不住手搅，黑烟起，滴水不散，离火下阿魏一两、乳香末五钱、没药末五钱、风化硝三钱，再搅匀，狗皮摊贴，临用加麝香少许亦妙。

若治马刀瘰疬，加琥珀末一钱。

一治腹中痞积。牛肉四两切片，用风化石灰以新汲水调浓，顿热，敷患处，纸盖之，日换三四次。

去痞秘方

不问远年，今日服之，内化无形。

大黄一两、皮硝一两、冰红花子研末五钱、急性子研末五钱，用白鸭一只挦[①]去毛并脏，不可经水，上药共研匀，装入鸭腹内，用线缝好，盛砂锅内，加无灰酒两大碗，上用一沙锅盖住，要封口严密，文武火炙干，将鸭翻掉炙黄色，破开鸭肚，去药，用新青布将鸭腹内揩得干净，合患者将鸭分作二三次吃完即愈。

又方

生姜汁和杏仁作煎服，下气结心胸痞效。

罨痞气法

萝卜子三合，生姜二两，葱白七茎，橘叶一握，白面半合，共捣匀，炒热温，罨痞滞之处，外用绵绢缚之，候半日许，胸中烦热即解去，复以捻手揉之。不拘寒热、虚

---

① 挦（xián 咸）：扯，拔。

实、痰饮并用之，无橘叶代以椒叶。

又熨法

用生姜一斤，捣取汁，另贮，只取渣炒热，帛包熨心胸胁下，其痛豁然而愈。若姜冷，再拌汁炒热，再熨自愈。

食积血痞

木[①]贼研末三四分，白汤，空心服，二次即消。年远者，连服三四次自效。

又方

生鹅血，用好酒滚冲服，尽量饮之，消化无形。重者，服数次效。

又方

葱白捣和蜜，摊布上，贴患处，用熨斗微火熨之效。

又方

野鸽子屎，水煎，服之。治痞症甚效，愈后永忌食鸽子。

误食头发，在腹成血漏

白马尿饮之即化出，愈。

虫　积

湿热所化也，唇内有白点。［虫病并详心部心腹诸痛］

---

① 木：原作“末”，据光绪本改。

大人、小儿腹内诸虫

取东向楝树根未出土者，去皮洗净，晒干，炒黄，为末，砂糖调服七八次即化为水矣。

又方

治蛔虫。

使君子肉七个糖炒，嚼食效。或用使君子肉研末三钱，鸡蛋加麻油煎服亦效。

又

治寸白虫方。

榧子三两，白糖炒。每服三钱。

凡治虫，俱于每月初十前，清早空心服之乃验，服后半月勿茶饮。

虫积作痛，口流涎沫，汤饮不进，危在旦夕

用乌梅肉、花椒、生姜等分，水煎服之即愈。

又方

葱汁半杯，菜油半杯，和匀，空心服。虫化为水而下，永可除根。

凡治虫，以理中汤，白术二钱，干姜、甘草各一钱，本方十倍等分，加川椒、乌梅肉各一两，同研末，炼蜜为丸，名为椒梅理中丸，随症加减最稳。

蛊毒［并详《急救编》］

先以白矾末，令尝不涩，觉味甘美，次食生黑豆不腥，乃中蛊毒也。

蛊毒在上

服升麻吐之。

在腹

服郁金下之。

或合升麻、郁金同服，不吐即下。

又方

土常山三钱研末，用开水调下。

又方

马兜一钱研，开水调下并效。

又方

用乌鱼二斤一尾者，去肠净，入皂矾二两，外用粗纸打湿包好，入粗糠，火内煨，午时起，子时止，取出，去纸灰及骨，只用净鱼，加皂矾研末，收贮。每服三钱，老米汤下神效。常食雄黄、大蒜、荸荠，蛊不能害。

肝　部

足厥阴属肝脏与胆，相附东方木也，其性刚，赖血以养，自两胁以下及少腹阴囊之地皆其部位，最易动气作痛，其风又能上至颠顶而痛于头，色属青，常现于左颧目眦，于妇人为尤甚。肝无表证，皆属于里。肝之虚，肾水不能涵木而血少也，脉左关必弱或空大，其症为胁痛，为头眩，为目干，为眉棱骨眼眶痛，为心悸，为口渴，为烦燥发热；肝之实，气与内风充之也，左关必弦而洪，其症为左胁痛，为头痛，为小腹痛，为积聚，为疝气，为咳嗽，为泄泻，为呃逆；肝之寒者，左关必沉迟，其症为小腹痛，为疝瘕，为囊缩，为寒热往来；肝之热者，左关必弦数，其症为眩晕，为目赤肿痛，为口苦，为消渴，为头痛，为胁痛，为瘰疬，为聤耳①，为筋痿拘挛，为气上冲，为舌卷，为囊缩，为小便不禁。诸症治分见各门。

胆者，清虚之府，居半表半里之交，与肝为表里，气血足则胆气壮，气血虚则胆气怯。胆受邪即阴阳交战，而寒热往来，故疟症不一，而总不离乎少阳也

胆有表症，左关脉必浮，其症为头汗，为寒热往来。胆之虚，左关脉必细软，其症为惊悸，为太息；胆之实，左关脉必洪，其症为胸满，为胁痛，为耳聋。胆之寒，左关必迟，其症为精滑，为呕吐，为舌苔滑；胆之热，左关必弦数，其症为口苦，为盗汗，为自汗，为目眩，为舌苔涩。诸症治分见各门。

肝气痛，心痛，连两季胁

用老母鸡翅毛七根煅灰存性，冷水服。

① 聤（tūn 吞）耳：据文义疑为“聤耳”，指耳窍化脓性疾病。

又方

年久老桑树上采取桑黄，晒干，用酒一盅，磨桑黄二分，热服即腹鸣痛止。

又方

雄黄一钱，乌梅汤调下。

又方

道地潮烟二两，白米饭一碗，拌和，搥百余下[①]，分作四饼，用湿草纸包，灶火内煨存性，研末，作四服。肝气发时，以砂糖调陈酒下，四服效。

筋急痛

大木瓜酒水调和，煮烂作膏，热裹痛处，冷即易之，三五度便瘥，其汤可服一杯。

又方

薏苡仁煮粥，可常服。

又方

松节剉一两，入乳香一钱，银器内同炒焦，为末。用木瓜酒下三钱。凡筋骨痛者皆治之。

转筋

肝血虚烦，治有三捷法。一则手拔肾囊，女拔乳根；

① 下：原作“丁”，据光绪本改。

二则脚踏实地；三则口念木瓜。

又方

赤蓼叶一把，水煎，服之效。

治筋疙瘩方

五倍子一两，密陀僧一钱，共研末。水调涂，膏药贴之，日久自消。

筋骨疼痛

浮萍五钱，菖蒲、当归各三钱，泡甜酒服。

又方

铲下骡子蹄壳烧焦，研为细末。酒调服三钱，痛即止。

筋痿拘挛

左关洪数，血气热也。

人参　白术　茯苓　麦冬各一钱　当归钱半　苡仁三钱　麦冬二钱　黄柏　知母　炙草各五分

筋骨挛痛

羊胫骨烧灰浸酒，常服自效。

骨痿

大首乌九制二斤，牛膝酒拌饭上，蒸三次一斤，炼蜜为丸。每服五钱，酒下。

骨节风痛

松节二十枚，酒十斤，浸五日。每服三四杯，日四五服效。

松节

每一枚约五六钱，剉片。

卷三　周身部

身痛拘急

为受风也，用加味香苏饮，见卷首头痛。

身痛重坠

为受湿也，用二陈汤，见脾胃痰饮，加苍术、白术各钱半。

中风

此症卒中昏倒，不省人事，牙关紧闭，痰涎壅盛，或口眼歪斜，或肢节不举，或喑不能言，其外候也，皆未有不由虚而感者。顾有血虚、气虚之不同，中脏、中腑之各异，有宜汗宜下，有可治不可治，非可胶柱鼓瑟[①]者，兹举通用便方，以备仓卒救治。

开关散

皂角二钱，生半夏、比细辛各一钱，共研细末。每用约二分，吹两鼻中即醒。如无细辛、半夏，单用皂角末亦可。吹两次不得嚏者难救。

① 胶柱鼓瑟：比喻固执拘泥，不知变通。

又砭法

用锋利碎磁针刺少商穴，使血出即解。少商穴在两大指甲侧缝肉尽处，先从背上抹至指尖，使血下行方刺。

又方

用老生姜捣取自然汁一杯，童便一杯，和匀，灌下即愈。

小续命汤

统治六经中风之通剂，口眼㖞斜，半身不遂，言语謇涩，及刚柔二胫，亦治厥阴风泻。

防风一钱二分，桂枝、麻黄、人参、酒芍、杏仁、川芎、黄芩、防己、炙草各八分，附子四分，姜枣煎服。

如中风，有汗恶风，依本方桂枝、芍药、杏仁各加一倍。

如中风，无汗恶寒，本方麻黄、杏仁、防风各加一倍。

以上三症皆太阳经中风。

如中风，有汗不恶寒，依本方加石膏、知母各二钱，甘草再加一倍去附子。

如中风，有汗身热，不恶寒，依本方加葛根、桂枝各一钱，黄芩再加一倍。

以上二症皆阳明经中风。

如中风，无汗身凉，此太阴中风，本方附子加一倍，干姜加二倍。

如中风，有汗无热，此少阴经中风也，本方桂枝、甘草各加一倍。

如中风，肢节挛痛，或麻木不仁，此少阳厥阴经中风也，本方加羌活、连翘各一钱。[六经中风宜兼用针灸诸法，详陈修园《时方妙用》]

中腑者，多着四肢

故有半身不遂，手足不遂，左瘫右痪之形。

中血脉者

内无便尿之阻隔，外无六经之形症，惟目眼歪斜，或左或右，宜养血营筋，不可仅用风药。

偏左宜六君子汤

人参二钱，白术三钱，法夏、茯苓各二钱，陈皮、炙草各一钱，用水煎服。[贫者，倍用党参代之]

偏右宜四物汤

熟地四钱，当归三钱，酒芍二钱，川芎一钱，水煎服。

以上二汤俱加姜汁、竹沥各半杯，以行经络之痰，再加僵蚕、钩藤、天麻、羚羊角屑各一钱，以熄风活络，或加附子以固阴，肉桂以通阳，黄芪以胜风。

中风入脏，热极闭结

三化汤。

厚朴、人中黄、枳实、羌活各钱半，水煎，空心服。

若大便燥结，宜加大黄、元明粉各一钱，并用外导法尤效。

外导法，见下身大便。[小便秘涩，宜加滑石、灯草。凡冷脱及诸绝症、虚症，俱不可用开关散与针砭之法]

中风入脏，冷脱汗如珠，头摇

脉必沉细，急用理中汤。

人参二钱，白术三钱，干姜、炙草各一钱，加附子一钱五分，水煎，温凉服效。再加黄芪炙三钱，肉桂去粗皮六分尤佳。

中风死症

多是风中带寒。口开为心绝，手撒为脾绝，眼闭为肝绝，遗尿为肾绝，声如鼾睡为肺绝，汗出如油，元气内绝。发直目上视，面赤如猪，汗缀如珠，法在不治，宜急用三生饮，看症加减以救之。

三生饮

治寒风中脏，六脉沉细。

生南星、生附子、生乌头各钱半，生姜五片，木香五分，此方加人参一两，更为有益。陈修园用熟附子一两，干姜五钱，炙草四钱。一服汗略止，再服眼睛略动，三服加人参三钱，渐有生意，必须半日内服三剂方效。[无力者，倍用高丽参，或倍用党参代人参，下同]

地黄饮子

温补少阴，治舌喑不能言，足废不能行。

肉桂　熟附子　肉苁蓉　茯苓　熟地　麦冬肉　五味子　远志　菖蒲　山茱　巴戟　石斛各五分　薄荷七片

水一盅，煎汤八分，温服。

中风不语［以下单方］

令人尿浇其面即醒。

又方

香油二两，鸡子一个去壳，合油调匀，灌之即愈。

上条地黄饮子亦佳。

中风口噤

荆芥穗为末，用好酒调服二钱。

急救中风方

此症喉内无声，手足冷而身热。即用生姜，不拘多少，向面上天庭等处频擦。又以姜汁滴男左女右眼角即醒。或用白盐梅擦牙，或用龟尿滴舌即愈。

又得

蛇姜放病人口内均治，后服十[①]全大补汤，见虚痨。

① 十：原脱，据光绪本卷三补。

又方

用湿泥摆成圈，围住肚脐病，尿在内①，一时即苏而愈，方经屡验②。

中风，不省人事

柏叶一握，葱白一握，连根捣如泥，无灰，酒二盅，泡煎一二十沸，去渣，候温凉，灌服。不喜饮酒者，分数次服，得病之日即服此，免成废。

稀涎方

痰涎壅盛用此，先吐其痰，病即轻松。

皂角四条，明矾一两，共为细末。温酒调三钱，徐徐灌下。

半身不遂

用豨签草九蒸九晒干，研末作丸，水酒送下，常服渐愈。

又方

用大料豆黑色、陈皮、当归、五加皮各四两，白酒五斤，浸三日，早晚温服二三料自愈。即口眼歪斜者，多服亦愈。

又方

金凤花即指甲花四五两，泡甜酒，服十多日即效。

---

① 内：原脱，据光绪本卷三补。

② 验：原脱，据光绪本卷三补。

中风，口眼歪斜

蓖麻子取净肉一两，冰片三分，寒天加干姜二钱，生黑附子二钱，共捣为膏。口眼歪在左，以此涂右，歪右涂左，今日涂，明日正。但正即洗去，过时又恐偏于彼矣。轻者，以鳝鱼血涂之亦效。

又方

治口㖞。皂角为末，陈米醋调涂口上，左㖞涂右，右㖞涂左，干则易之，数次可愈，神效。

羊头风病

俗名羊纤风。黑牛粪瓦上焙干为末，一钱加糖干，开水内送下效。［并详头风］

中风痰厥

香油一盏，灌入口中，仍用鹅毛探吐痰涎。

又方

肥皂角一个猪油擦七次，火上焙七次，研末。好酒灌下愈。

急救中痰方

此症似乎中风，惟见喉内有声，口眼斜闭。用细辛末吹入鼻内，得嚏即苏。切不可用姜，以姜灌之不救，亦不可闻姜气。

又方

或以小便对口射之，或用白凤仙冲酒灌之均治，后宜服十全大补汤。

中痰厥

腊八日，大雄猪胆一枚，将明矾研极细末，盛满为度，阴干，研细末。每钱加飞过朱砂三分，和匀，用无根水服二分效。

又方

生附子、蒜头醋煮，捣成饼，贴涌泉穴即足心。若渴，不可便饮茶。中寒、中风俱可贴。

一切感冒风寒，初起头痛发热

俱用加味香苏饮，方见上头痛。

又方

淡豆豉一两　生姜三片　连须葱白五个　白芷一两　甘草五钱

水二碗，煎服，汗出即愈。

又方

淡豆豉二两，连须葱白十个，生姜三片，开水一碗，浸一刻，再入瓦瓶内，加水半碗，煮一沸，乘热服，盖衣被出汗即愈。

又方

用连须葱十四根，生姜二钱，煎服，治同。

若感冒重者，用人参败毒散，方见下页。

虚弱人，调理不密，易于感冒风寒

防风一两　白术炒，二两　黄芪蜜炒，二两

共剉。每服三钱，枣一枚，水钟半，煎服。

感冒初起，发热无汗，头痛口干

细[1]陈茶二钱，核桃肉三个，生姜三片，连须葱白七个，共捣碎，用水一碗，煎至七分，热服，被盖取汗而愈。

又方

黑豆一合炒深黄色，为末。分二次，黄酒冲服自愈。

畏风者，病在皮毛，香苏饮主之，方见上头痛。

感冒，鼻塞声重

用纸捻通入鼻内，得嚏则减之，略喋去鼻涕，以皂角末二分吹入，即得嚏而通，再服葱豉生姜汤效。

人参败毒散

治伤风伤寒及时气疫疠，头痛目眩，四肢疼痛，憎寒壮热，项强睛痛，鼻塞声重，岚障鬼疟，或声如蛙鸣，赤眼口疮，湿毒流注，腮肿脚肿，喉痹毒痢，诸疮斑疹。

人参、羌活、茯苓、桔梗、枳壳、前胡、柴胡、独活、川芎各一钱，甘草五分，加生姜三片，薄荷二分，同煎。

如口干舌燥，加黄芩一钱，并治温病；脚气，加大黄、苍术各一钱；肤痒，加蝉蜕十个。

---

① 细：光绪本作“白”。

本方除人参，加荆芥、防风各一钱，治风热，亦治下血清鲜。[荆防败毒散] 去人参，加连翘、银花各一钱，治疮毒。[连翘败毒散]

本方加陈廪米三四钱，治噤口痢。[仓廪散]

外感风寒，兼内伤饮食，发热头疼，吐泻腹痛

宜用寸金丹三四钱，淡姜汤化下，方见脾胃部停滞。

伤寒论治

伤寒之治，与春温夏热不同，温热症头痛发热，必不恶寒而口渴，若伤寒则异，是其症由表而入里。初起时，邪在太阳膀胱经，头痛，恶寒发热，脉浮，宜加味香苏散见头痛、人参败毒散见上页，或桂枝汤、麻黄汤、柴葛解肌汤三方见后；继传阳明胃经，则目痛鼻干，唇焦不渴，宜葛根汤葛根二钱，升麻、秦艽、荆芥、赤芍各一钱，苏叶、白芷各八分，甘草五分，生姜二片；再传少阳胆经，则目眩耳聋，胸满胁痛，口苦，寒热往来，头汗，脉弦，宜小柴胡汤见上疟疾。此三阳传经之表症也，失治则传入三阴矣。其传入太阴脾经者，则腹满痛，下利，脉沉，宜大柴胡汤即小柴胡汤加枳实一钱，大黄二钱；其传入少阴肾经者，口燥咽干，痛利清水，目不明，危矣，先用小承气汤大黄三钱，枳实钱半，厚朴一①钱。闭结坚硬者，加芒硝三钱，即名大承气汤；至传入厥阴

① 一：原脱，据光绪本补。

肝经者，小腹满拒按，舌卷囊缩，厥逆，用大承气汤；或有得生者，亦有不传三阴而传入太阴脾腑者，则口渴，尿赤，宜五苓散茯苓三钱，猪苓、泽泻各八分，白术钱半，桂枝一钱；传入阳明胃腑者，则谵语狂乱，燥渴便闭，转矢气①，自汗，不得眠，宜白虎汤生石膏五钱，知母三钱，甘草二钱，粳米一撮。服此便闭，绕脐硬痛，宜调胃承气，调胃承气汤大黄三钱，芒硝五钱，甘草五分。

以上为传经伤寒，因寒化火也，其有初起寒邪直中三阴者，其症腹冷痛，吐清沫，利清谷，踡卧肢冷，囊缩吐蛔，舌黑而润，脉沉细，此寒症也，中太阴脾，理中汤见中风；中少阴肾，肢冷厥逆，四逆汤附子、干姜、炙草各五钱，水煎，温凉服；中厥阴肝，白通加猪胆汁汤附子、干姜各五钱，葱白二钱，人尿半杯，猪胆汁五匙，温服［白通汤，此方治阴盛格阳，热药不入］。急投勿缓，此系医中第一要症，故专论之。

桂枝汤

治太阳中风寒。

桂枝　芍药　生姜各钱半　甘草炙，一钱　大枣四枚

煎服。［并治身痛，四肢拘急］

麻黄汤

治太阳伤寒，无汗。

麻黄四钱　桂枝二钱　炙草一钱　杏仁十二枚

① 矢气：原作“失气”，据文义改。

水煎服。[此方宜于西北]

柴葛解肌汤

治湿热症，发热头痛不恶寒，与伤寒异。

柴胡一钱二分　葛根　黄芩　丹皮各钱半　赤芍　知母　贝母各一钱　生地二钱　甘草五分

伤　寒

症候不一，有传变不一，惟良医诊脉，随症用药，庶几奏效，非单方可治也。今惟传一外治之法，凡医药不便处，借此救急，颇有奇功。

外熨法

治伤寒，胸膈不宽作痛。一切寒结、热结、食结、痰结、痞结、水结等症，并中气虚弱，不堪攻击者，以此法熨之，则滞行邪散，其效如神。

葱白头一大把，生老姜二大块，生萝卜四五个如无时，以萝卜子一合代之，三味共捣烂，炒热，用布分作二包轮换，久久罨[①]熨心胸胁下痛处，无不豁然自开，汗出而愈。

如数次炒干，则烹之以酒，且不宜大热，恐炮烙难受也。

若大便闭结，宜兼熨脐腹。

① 罨（yǎn 眼）：覆盖，敷。

治伤寒犯，内伤食积，蓄血，小腹硬胀，不能言语，神思欲脱，两目直视，手足强仆等，症候危笃，难以下药者

紫苏半斤，煎浓汤，将大手巾摺数层蘸透热，略绞干，乘热摊肚上，至脐以下，用手在巾上旋摩，冷则再换，数次候暖气透入，其宿粪硬块积血自下而病愈。

如肛门闭结不得通，须以稠蜜和猪胆，熬练成条，插入粪门，导之自通，此法屡验。但积粪下后，须用药调理。

伤寒初起

以江西淡豆豉一两，连须葱白十根，生姜三片，煎服，被盖汗出自愈。

又方

急取沙梨叶十余块，捣极烂，用烧酒熬大热，冲入沙梨叶内，和匀，以布滤去渣，取酒饮之，被盖汗出，抹去自愈。无酒量者，尽量饮之可也。

伤寒邪热初起

不拘男女老少患者，宜用元参二两二钱，水三钟，煎钟半，热服，盖暖衣被出汗即愈。惟中寒及阴症，不可用此。

治伤寒，谵语狂乱，腹胀拒按，大便闭结

用猪胆一个，入醋少许，以小竹筒一头套住猪胆一头，蘸葱涎插入谷道约寸半，挤胆汁入内，片时，扯出竹筒自效。

若不效，再用一个，并服承气汤，自通而愈。

伤寒点眼角

粉甘草六分，冰片六分，共研极细末，病起一日至六日，男左女右，点之出汗即愈。

如过七日，不论男女，两眼并点甚效。每点大眼角，用半分或一分，点二次。

结胸停食，伤寒糟蒲饼

沉香糟六两，水姜、菖蒲各四两，共捣匀，炒热为饼，贴胸前痛处，以火熨之，内响即去。

如口渴，任其饮水吃茶，大便利下恶物即愈。

伤寒狂走

用出过小鸡蛋壳七个，煎汤，服之即睡而愈。

伤寒斑出

用猪胆汁一个，鸡蛋一个，苦酒三杯，合煎三沸，分服三次，汗出而愈。

中寒

寒气直中三阴，口噤失喑，四肢强直，挛急疼痛，似乎中风者，或厥逆，唇青囊缩，无脉，或卒倒，尸厥，脱阴脱阳等症。

葱白一斤微捣，炒热，分二包，轮换熨肚脐下，久久候暖气透入自愈。

并以葱白三寸，煎酒一盅，灌之阳气即回，加胡椒末一分尤效。

若病危甚者，再以艾丸如豆大，灸气海穴、元关穴各七壮，则脉渐现，手足渐温，可得生矣。

气海在脐下寸半，元关在脐下三寸，量而灸之。

［以下四条俱宜服理中汤，加桂枝、附子，见上中风，并随查各医方中寒症，按法用方］

治中寒，四肢厥冷，肚腹疼痛，亦治阴症腹痛

吴茱萸一升酒拌，湿布包二个分包，饭甑蒸透热，更换，多熨两足心兼熨肚脐下，候气透手足暖为度。

此方加麦麸、食盐、葱白等分，同煎，热如前，熨之亦效，并饮胡椒汤亦佳。

阴症腹痛

面色青，唇白或微青，指甲紫黑，手足厥冷，腹痛喜按。

用硫黄、胡椒各二钱，共研末，温酒调服二钱效。

如无硫黄，只用胡椒末二钱半，葱白二根，煎汤一盅，加盐五分，或加黄酒半杯亦可。

暂时急救照前，并用熨法或灸法尤效，法并见脐腹寒痛。

救阴症

与上同治，胡椒一粒捣碎，黄丹三分，火硝二分，男以左手心受药，用指研匀，即将药末封马口按住，女则以右手心受药，自按其阴。

又法

用露蜂房三钱烧灰存性，和葱白五寸，同研为丸。着手中，男左女右，握于阴口，静卧汗出即愈。

阴症，手足紫黑

脉息微，身不热或微热，不渴。

黑料豆三合炒熟，加连须葱白三大根，好酒二盅，煎滚，乘热服之立效。终身忌食黑鱼。

恶寒

右关脉细软，阳虚不达于表也。急宜用附子理中汤，见上中风二页。

凡大吐大泻之后，四肢厥冷，小肠痛久，肾缩冷汗出

先以葱白一把捣烂，炒热，熨脐后，另以葱白三寸捣烂，热酒调，灌之即苏，此方只可治体实者。

偶然中寒吐泻，用葱白以通其阳，自愈。

若体虚寒而直中，宜用四逆汤，加人参、芍药、桔梗，以葱白、生姜同煎，服之方能取效。

四逆汤见上伤寒论治。

缩阳症简便方

用寸多长爆竹二个，取硝以烧酒二[1]钟，温热对服即愈。[并治缩阴]

妇人乳缩，名缩阴

同治。

房事后中寒，腹痛，手足冷诸症

与上阴症腹痛及救阴症同治，并详脐腹门。

伤　湿

湿流关节，身体烦重，手足酸软，倦怠，夹风则烦热，流走拘急；夹寒则痛，浮肿，三者合而为痹，与中风略同。湿病以燥脾、利小便为主。[凡湿，以尿赤口渴为热湿，尿清不渴为寒湿]

散湿汤

苍术、茯苓、猪苓、木通、木瓜、石斛。湿在上，加防风；在中，加苍术；在下，加车前、泽泻；在通身，必加乌药、羌活；在两臂，必加桑条、威灵仙；在两脚，必加牛膝、萆薢、防己。痰湿为痛，前方加制半夏、制南星、陈皮、香附、羌活；寒湿，加炮姜、白术、橘红；湿热，加黄柏。湿在上，只可微汗，兼利小便，忌用麻黄等

---

① 二：原书漫漶不清，据光绪本补。

药致令大汗。不可用大下药，亦勿灼灸艾火。

坐卧湿地，当风凉致腰背痛，足膝疼，偏枯拘挛，用独活寄生汤

桑寄生或以续断代　独活　牛膝　杜仲　秦艽　细辛　桂心　川芎　白芍　人参　当归　熟地　防风各一钱二分　甘草六分［独活寄生汤］

酒水各半，煎服。

风寒湿三气成痹

羌活　防风　秦艽各一钱　当归　桑枝各三钱　海风藤二钱　川芎七分　桂心　炙草各五分　乳香　木香各八分［蠲痹汤］

肾虚伤湿，身重腰冷，如坐水中，口不渴，小便利

炮姜　茯苓各二钱　白术　炙草各一钱

如小便赤，大便泄者，加漂苍术一钱，陈皮、丁香各二分五厘。

凡湿病

用薏苡、茯苓、鳖肉、桑枝茶、木瓜酒等类，可常服之。

瘟　疫

多发于春分之后，夏至之前，有由天时者，邪从经络而入，为头痛发热，咳嗽，颈肿发颐，大头天行之类，用加味香苏饮、普济消毒饮治之；有由人染者，邪从口鼻而入，为憎寒壮热，胸膈满闷，口吐黄涎之类，用神术散治之，此雨路[①]之邪。若传入脏腑，渐至谵语，腹胀，唇焦口渴者，宜治疫清凉散；若大便秘结，承气汤下之，方见伤寒论治，并下页。

加味香苏散

见卷首头痛。

普济消毒饮

见卷首大头疫症。

神术散

治时行不正之气，满闷吐泻，发热伤食。

苍术　陈皮　厚朴各四两　炙草　藿香各一两五钱　砂仁六钱

共研末。每服二三钱，或加紫苏、白芷各一两五钱亦佳。

治疫清凉散

治疫邪入里，胀闷谵狂诸症。

秦艽　赤芍　知母　连翘各一钱　荷叶七分　丹参五钱　柴胡钱半　人中黄二钱

水煎，热服。

① 路：通"露"。

小承气汤

治胃热，谵语便闭，绕脐硬痛。

大黄三钱　枳实钱半　甘草五分　厚朴一钱

如服此未通，加芒硝二钱。

四时瘟疫皆治

黄砂糖一杯，生姜自然汁，白滚水一大杯，调匀，乘热急服，被盖汗出即愈。

又方

白粳米一升，连须葱头二十根，煮成稀粥，加好醋一小碗，再煮一二滚，各食一碗，热服，取汗自愈，已出汗者不用。

又方

松毛切碎，捣。每用二钱，酒冲服之自效。

又方

苍术、良姜、枯矾各等分，为末。每用一钱，以葱白一大个，和药捣匀，涂在手心，男左女右，将手掩肚脐子，须窝起，勿着脐，又以一手兜住外肾、前阴，女子亦如之，煎绿豆一碗，热饮之，点线香半炷，久可得汗。如无汗，再饮绿豆汤催之，汗出即愈，此并见瘟疫外治。[后方并见瘟疫外治条内]

预防瘟疫

用贯众二个打碎，雄黄一两研碎，放水缸饮之。

辟疫方

雄黄一两，鬼箭羽即卫茅生，秤足二两，丹参二两，赤小豆二两半红半黑者非赤小豆，共研细末，炼蜜为丸，如桐子大。每服三五丸，可却邪气不至传染。

又方

每年元旦，日未出时，举家汲井华水，各服赤小豆七粒，即一年可免疫气。

又方

凡入病人家，用雄[1]黄、苍术末搽鼻孔，或绵裹塞之，或饮雄黄酒一杯，吃大蒜一二瓣，则不染疫气。

又方

苍术末、红枣捣和丸，弹子大。时烧之，能令疫不染。

又方

取向东桃枝煎汤，饮一杯，每日浴身二次，自然辟疫。

又方

每日清晨，投黑豆一撮于水缸内，全家无恙。

又方

贯众一个，白矾一块，放水缸内亦效。

又方，贯众切片一钱，葛根二钱，甘草钱半，僵蚕一

---

① 雄：原作“雄（huī 灰）”，据光绪本及文义改。

钱，黑豆十粒，水煎服。

又方

红枣二斤，茵陈切细八两，大黄切片八两，加水安息①更妙。如无，亦可居处清早约烧三两，细细添入炭盆，能却时气。

又方

疫疠，服大黄者生，见《宋史》。

时疫神效方

神曲四两，羌活三两，威灵仙一两，大贯众一个，以苏叶、桔梗各三钱，煎水，浸透切片，炒干，共研为末，以神曲打糊为丸。每服三钱，寒症以姜汤下，热症以竹叶煎水下俱效。

中时疫［肺邪在表者，寸必浮］

初头痛发热，渐呕恶，胸满或胀闷，谵狂，唇焦口渴，先用香苏饮，见首卷头痛；次用苍术、陈皮、厚朴各一斤，炙草六两，藿香四两，砂仁二两，共为末。每服三钱。便闭，加大黄效。［神术散］

瘟疫外治

凡闻病人汗气入鼻透脑，即散布经络，初闻头痛，即用芥菜子研末，温水稠调，填肚脐中，隔布二层上，以壶

① 水安息：即安息香。

盛热汤熨之，汗出即愈。

又法

刺少商穴即愈。少商在靠大指外边，指甲根角紧傍肉处即是。

治瘟疫，伤寒时症，或饭后气脑，心口胀闷不舒方

上好蒸酒炖炒热，将布二块蘸酒，自胸而下揉抹，如布冷，易换热布，轮替搽抹，如此数次，病气下通，即能大便而瘥。

瘟疫，伤寒时气方

麦冬三钱　乌梅肉三个　芫荽根三十寸　灯心三十寸　竹叶三十片　红枣三枚

水煎，热服最效。

秘传除疫救苦丹

治一切瘟疫时症，伤寒感冒，无论已传经未传经。大人每服一丸，小儿半丸，凉水调服，出汗即愈，重者连服二次。未汗之时，切不可食热汤热物，汗出后不忌。

瓜儿天麻　麻黄　干姜　松罗茶　绿豆粉各一两二钱　甘草　朱砂飞过　雄黄飞过，各八分　生大黄二两

上药共研为末，炼蜜为丸，如弹子大。收瓷罐内，勿令泄气。

蝦蟆瘟

头项肿大。

福建靛花细研三钱靛花染房可觅，和鸡子清一枚，烧酒搅匀，服之甚效。

又

用侧柏叶捣自然汁，调蚯蚓泥敷之，此症详见首卷天行头痛等症，并见《外科》。

时疫发斑

右关脉数有力，舌中苔黑燥，胃热也，必用大剂白虎汤见伤寒。如连牙床、唇口俱黑，胃将蒸烂矣，非石膏三四两，生大黄一两，鲜生地汁、天冬、麦冬、银花各一两，人中黄四五钱，服数剂不能救也。

中暑

静而得之为中暑，如避暑深堂大厦，为阴暑所遏，暑不得越故也，然必热有进退，胁下有汗，方为伤暑，正气散加黄芪、党参。

若久热不止，胁下无汗，便是夏月伤寒，不可妄投治暑之药，正气散加羌活。

又腹痛呕泻，为冒暑，宜凉解清利，正气散加黄芩、栀子。[膏粱之人多有之]

四肢困倦，不思饮食，为热伤元气，宜补，正气散加黄芪、人参。[湿多身痛，暑无身痛，盖伤气而不伤形也]

忽然昏仆，不省人事，无汗者，用正气散，加羌活一钱，薄荷、荆芥各六分；有汗者，消暑丸研灌之，俱用搐

鼻散吹之，稍醒，察脉证，用药不可概作中暑。[吹二次无嚏，难治]

藿香正气散

藿香　砂仁　厚朴　茯苓　紫苏　陈皮各一钱　白术　法夏　桔梗　白芷各七分　炙草五分

中暑，发热口干，小便不利者

白滑石六钱，甘草一钱，共为末。每服二三钱，加蜜二匙，冷水调服，加辰砂四分，同研，名辰砂六一散。此方并治伏暑泄泻。[六一散]

心经暑闭，汗喘昏闷

右寸弦而大，先灌以消暑丸。

制半夏四两　川贝母　茯苓各二两

姜汁为丸。每服三钱。[消暑丸]

如牙关紧闭，研细，姜汤调，撬开灌之，再用香薷、扁豆、厚朴各钱半，炙草五分，如六一散三钱，方见前。[香薷饮治风寒闭暑]

伤暑风

恶寒，头痛而烦渴，肺邪在表也。用前香薷饮，加荆芥、秦艽各一钱。[右寸脉浮]

治伏暑肚痛

用瓢掀搅缸中水百遍，取泡子一碗，薄荷叶十余片，长灯草七根，调六一散三钱服之，不时即愈。[此方并治伤

暑，潮热不退之症］

中暑方［中暑、中热二症，详见《慈幼》，宜参看］

大蒜二颗捣烂，取路上热土日晒热处，净土不可用、污泥二味，搅匀，新汲水一盅，调匀，略沉淀，服或灌下立止。勿饮冷水，卧冷地。

又方

芝麻炒并水擂汁，灌下即愈。

又方

用扁豆叶捣汁，饮之即愈。

途中口[①]渴饮水，身热头昏

石膏五钱　煅知母二钱五分　生甘草五分　粳米一撮［白虎汤］

煎服。

中热，一名中暍

动而得之为中热，如行人酷日趱程[②]，农夫炎天用力，津竭汗尽，卒然昏倒，贫苦之人多有之。断不可饮冷水，再受寒凉致令不能救治而死也。

中热卒倒方

急用热土围脐上作窝，使数人尿其中，随以淡姜汤或童便乘热灌下，外用布蘸热汤，熨脐下三寸穴，立醒，醒

① 口：原作“日”，据光绪本改。
② 趱（zǎn攒）程：赶路。趱，快走。

后忌饮冷水，饮之即死。

又方

皂角烧存性、生甘草各一钱，共为末。温水调灌即愈。或用生姜汁一杯，童便一杯，对匀，灌之效，或开水调灌亦效。

又

蒜汁一小杯，对童便或开水灌之俱效。

中热暴昏

用大蒜捣烂，调冷水小半杯，取茶匙挑灌于鼻孔内立苏。

又

道渴中热方，凡行道仓卒，无水渴甚。嚼生葱二寸许，和津同咽立止。

又

凡热行道中，自觉头目昏闭，不能支持，速伏道上，口鼻向土立效。

火

凡热皆属于火，五行各一其性，惟火有二，一曰君火属心；一曰相火。相火寄位包络、三焦、肝胆之间，妄动则百病生焉。醉饱火起于胃，大怒火起于肝，悲哀火起于肺，房劳火起于肾，心为君主，自焚则死矣。大抵真元之火，为立命之本，切不可泻；妄动之火，为元气之贼，不可不泻。然君火正治，可以直折，黄连之类是也；相火乃龙雷之火，得水湿愈焰，宜从其性而伏之。又火盛，不可骤用寒凉，必须温散，又虚实宜辨。凡遇发热，须先看脉，沉实，按而有力，为实浮；洪数，按而无力，为虚。又燥湿宜辨，燥火痛而不肿，湿火肿而不痛。筋缩痛是燥，胀痛是湿。口渴，大便闭是燥；口不渴，大便滑是湿。凡病有形者是痰，无形者是火。如红肿结块，或痛或不痛，皆形也，痰也；但痛不肿，无形，火也。凡治火，寒凉药只可暂用，不可久用，恐脾胃重伤不可治。

心火

黄连、生地、木通。

小肠火

木通。

肝火

柴胡、片芩佐之。

胆火

龙胆草。

脾火

白芍。

胃火

口渴热燥，宜石膏、茅根。

肺火

黄芩、桑皮佐之。

大肠火

子芩。

肾膀胱火

知母、黄柏佐之。

三焦火

山栀。

上焦中焦火

连翘。

郁火

青黛。

无根火游行作热

六味丸加元参。

血中火

生地。

实火

大黄、芒硝。

虚火

丹皮、竹叶、麦冬、童便、生姜皮缓之散之，不可直泻。如脉无力者，人参、黄芪、白术、甘草、生姜补之。

实火热甚

用黄芩、黄连、山栀、黄柏，宜下者，加大黄下之。凡用连、芩、知、柏，宜少加枳壳行之，否则凝滞。

血虚发热

当归、生地、熟地。

气如火，从脚下起入腹

虚极也，十不救一。始用六味地黄汤大剂，加肉桂三四钱，煎服。外用附子末，津调涂涌泉穴，引火下行。

六味地黄汤

见卷一耳聋，加重四五倍则为大剂。

燥火

当归、生地、麦冬。

湿火

苍术、茯苓、猪苓、木通。

郁火，重按灼手，轻按不觉

此热在肌肉之内，取汗则愈。亦有过食冷物，抑遏少阳之火于脾部者，加减发郁汤[1]。

升麻　葛根　羌活　柴胡　香附各一钱　细辛七分　葱

---

① 汤：此后原衍“一”字，据《嵩崖尊生》卷十一删。

白五个

水煎服。

燥

有风燥、热燥、火燥、气血虚燥之不同，一切皆血少火多所致。外则皮肤皴，上则咽鼻干焦，中则烦渴，下则便难，此阳有余，阴不足，肺失清化之源，肾乏滋生之本，痿蹷，消渴，噎膈，拘挛，皆本于燥，治宜养血。忌升散，忌下，忌大辛热。

通治，宜滋燥饮

生地七钱　天冬　麦冬　花粉　白芍各二钱　秦艽一钱

水煎，加生蜜三匙，童便半杯服。

如咽干鼻塞，加元参、黄芩二钱，薄荷各一钱。

便干，加火麻仁三钱，郁李仁、熟大黄各二钱，再用猪胆和蜂蜜灌入谷道[①]内，润之。

凡燥病

山药、牛酪、天冬、生熟地黄之类，常服为佳。[唇舌红，口臭，左关脉洪数为胃热，反此为虚]

三　消

渴而多饮，为上消；消谷善饥，为中消；口渴，小水

① 谷道：肛门。

如膏，或饮一溲一，为下消。大法治上消，宜润肺兼清胃，二冬汤主之；治中消，宜清胃兼滋肾，生地八物汤主之；治下消，宜滋肾兼补肺，地黄汤加生脉散主之。书又云，饮一溲一或饮一溲二，病势危急，仲景用八味丸主之，而河间则用黄芪汤和平之剂，大抵肺肾虚而不寒者，宜用此法；若虚而兼寒，则宜用理中汤加益智仁治之。

赵养葵谓："治消无问上中下，总以治肾为急。"以大剂六味丸一料，入肉桂一两，五味子一两，水煎六七碗，恣意冷饮之，熟睡而消如失矣。又尝见伤暑发喘之症，小便极多，不啻饮一而溲二，用六味丸加知柏而效。又由肾经阴虚而得，宜通变，不可执一而论也。又有强中症，多因耽[①]色欲，过度服丹石所致，饮食如汤沃雪[②]，肌肤日削，小便如膏，荠苨[③]汤服之，再服黄连猪肚丸，间有效，俱见下页。

二冬汤

治上消。

天冬去心二钱，麦冬去心三钱，黄芩、花粉、知母各一钱，人参、甘草各五分，加葛根一钱，五味七粒。

---

① 耽：沉溺。

② 如汤沃雪：原意为像热水浇在雪上，很快就化掉。形容饮食消化很快。

③ 荠苨：指杏叶沙参。

生地八物汤

治中消。

生地　麦冬去心，各三钱　山药　知母　丹皮各钱半　黄芩　黄连　黄柏各一钱

六味地黄丸

见耳聋。

生脉散

治下消。

麦冬去心，二钱　五味十五粒　人参二钱

八味丸

见耳聋。治肾虚，饮一溲一，去附子，加五味一钱。

黄芪汤

治肺肾两虚，口渴，饮少溲多。

黄芪三钱　五味子一钱　人参　麦冬去心　枸杞　熟地各钱半

梅花汤

治三消渴利。

糯谷旋炒作爆、桑根白皮厚者细切各五钱，水煎服之。渴则饮之，不拘时候。

单方

竹沥　生饮。

生苧汁　水渍汁饮。

藕汁　略加蜜饮。

消梨　生食。

红柿　生食。

绿豆　煮取汁饮。

冬瓜　捣汁饮或常食。

菘菜　捣汁饮或常食。

牛乳　生饮作粥，亦佳。

乌梅　煎汤，加蜜少许，饮之止渴。

花粉　主消渴，宜煎汁，常饮。

忍冬　煎汁代茶。

糯稻杆　斩二头，取中心，烧灰淋汁，澄清饮之甚妙。

以上治消渴可单用

雄鸡　三消疾退，煮汤，澄清饮之效。白雄鸡尤佳。

黄雌鸡　主消渴，煮熟饮汁，肉亦可食。

石子荠苨汤

治强中。

荠苨　石羔各钱半　人参　茯神　瓜蒌根　磁石淬　知母　干葛　黄芩　甘草各一钱

先以水三碗，煮猪腰子一个，黑豆一合，煮至一碗半，去渣入药，煎至七分，饮其汁，再投下方。

黄连猪肚丸

治强中，服上药后再服此。

雄猪肚一个，黄连、小麦炒各五两，天花粉、茯神各四两，麦冬去心二两，上为末，入肚内，封口安甑中，蒸烂，捣作丸，如梧子大。米饮下七九十丸，入炼蜜少许亦可。

忍冬丸

渴疾，须防发痈疽。

忍冬草二三斤剉细，酒浸，糠火煨一宿，取出晒干，入甘草四两，共为末，以所浸酒为糊，和丸，梧子大。酒饮任下百丸。治痈疽，亦止渴。

消渴效方

原蚕茧七枚，煎汤，代茶饮之七八日神效。

又缫丝水，饮一二碗更佳，并治三消。每用丝棉六钱，煎饮亦效。

上消中消方

渴而饮水不止为上消，食饮不止为中消。用上好沙梨，日日食之，久食自愈。

黄　疸

目珠黄，渐及皮肤，乃湿热拥遏所致，黄如橘皮有光，目尿皆黄，此名阳黄，宜用栀子三钱，黄柏二钱，炙草一钱，加茵陈一钱。［栀子蘗皮汤］若便闭，再加大黄下之。又有寒湿之黄，如熏黄，色暗不明，或手足冷，脉细，此名阴黄，宜茵陈五苓饮。如不应，宜用茵陈一钱，白术二钱，附子、干姜各五分，甘草一钱，肉桂三分。有伤食之黄，胸闷，嗳腐吞酸者，曰谷疸；伤酒者，曰酒疸；出汗染衣名黄汗，皆阳黄也。谷疸用枳实、白术、茯苓、山楂、麦芽、神曲、连翘、泽泻、茵陈各一钱，兼伤酒，加葛根钱半。如大便秘，去白术，加萝卜子、黄芩各钱半，并用外导法，见下身部大便。黄汗用栀子蘗皮汤加茵陈方，见上。又有女痨疸，薄暮发热，乃阴黄之类。如足下热，用熟石膏、滑石各一两，白矾六钱，同研末。每服二钱，以大麦粥饮调下。如脉沉无力，用茵陈姜附汤方，见上，加人参一钱补之。［茵陈姜附汤治阴黄，小便自出］有久病及年老人脾胃亏损，面目发黄，其色黑暗不明，多难治，酌用六君子汤主之。

茵陈五苓饮

治阴黄，小便不利。茵陈、白术、茯苓各钱半，猪苓、泽泻各七分，薄桂五分。［去茵陈，名五苓饮，治小便不利］

治黄疸神效方

黄蜡、香油摊膏，长六寸，筋头卷湿面二指厚，大如掌，中以一指穿一孔，对脐贴，将膏卷入孔，从上捻火熏下。轻者五七条愈，最久者九条立愈。此方并治黄肿。

又方治三十六黄

用茵陈蒿一把，共生姜捣汁，于胸前日日擦之自愈。

取黄法，兼治黄肿

用扛连纸一张，裁为四条，笔管卷如爆竹式，将一口用糊粘固，外用黄蜡一两，铁铫镕化，将纸筒四围浇匀，不可使蜡入内，令病者仰卧，将蜡筒套在脐上，再用面作圈，护住筒根，勿令倒，勿令泄气，筒头点火，烧至筒根面圈处剪断，另换一新筒，再点烧，看脐中有黄水如鸡子清者，取出。轻者熏四五筒；重者二七筒或七七筒，取尽黄水为度，神效。

黄疸初起

用杨柳枝煮浓汁半碗，顿服效。

通治方

用青矾二两生一两炒一两，灰面八钱，共研，将初滚米饮打丸，桐子大，晒露七日夜，忌雨淋。每开水下二三十丸效。

又方

用马鞭草煎汤，常常服之自愈。

又方

黄蜜、烧酒、锭粉三样，和匀，令人揉脐，前后心起出黄，数次可瘥。

又方

鲜虎掌草即天南星叶，捣烂，贮茶钟内，平口扣在脐上一寸许，汗巾缚住，越一昼夜解下，腹上自起一大泡，用银针从下面刺破，渐渐流出黄水，水尽自愈。如草无鲜者，干者为末，水调，照前法用亦好。

又方

用牛尿对酒，顿服，不拘时候，服之三日愈。重者七日全愈。

搐鼻瓜蒂散

治黄疸，浑身如金色。

瓜蒂二钱，丁香一钱，黍米四十九粒，赤小豆半杯，上末，临卧时却于两鼻孔，搐半字便睡，至黎明取出黄水，便服茵陈五苓散，切不可吹入。

茵陈五苓饮

见上。

单方

治黄疸，身如金色。取东引桃根一握，细切，水二钟，煎至半，空心顿服，三日黄渐散。惟服后差，可时饮清酒一盏，黄散。忌热面猪鱼。

水芹　治五黄。取汁饮之，并可常食。

白乌鸡　伤寒发黄，昏闷欲死。白乌鸡一只，去毛及肠屎，烂切，铺心胸上，少顷自消。

猪脂　治五疸及胃中有燥屎。每饮三合，日三次，干屎下即愈。

生葱　伤寒发黄，目不识人。生葱火煨熟，去粗皮，取心皮，批出汗，蘸香油点目，大小眦立明。

冬葵　治时行黄病。煮汁饮，常食亦佳。

车前　最治黄疸。捣汁服之。

茵陈　主通身发黄，小便赤。以水浓煎服，生食亦佳。治酒疸，取一两清酒，煎服良。

葛根　取一两，煎水服，最治酒疸。

瓜蒌根　治食疸，面黄。水煎服。

青蒿　治热黄心痛。捣汁饮之。

鳖　治酒疸。烹作羹，食数个愈。

蔓青子　主急黄及内黄腹结。取子捣细，和水，服三钱。

黄沙走疸

老丝瓜烧灰存性，研末冲酒，服之即效。

又方，黄刺果根煨水，酒服，神效。服后须食肉以补之。

黄疸尿赤

头发烧化，研极细，冲酒，服一钱，日三次效。

黄　肿

黄疸与黄肿不同，黄疸眼目俱黄，无肿状，多属湿热；黄肿眼目如故，微带白黄色，有肿状，湿热未甚，多属虫与食积之类。

治黄肿食茶

单方　宜用青矾四两，入小镡[①]泥封，火煅一夜取出，红枣三斤，另煮，去皮核，共捣为丸。每服三钱，或水或酒下神效。

腹胀黄肿

葫芦不去子一个烧存性，研末，饭前温酒下。不饮酒者，白滚水下亦可。

黄胖面肿

唇红口臭者，胃有湿热也，用和中丸，见下页。

又方

马兰根杵汁半碗，冲酒服之。每日一次，半月全愈。

水　肿

诸有水气者，微肿先见于目下，如卧蚕之状，鼻头色微黑。水肿有表里、寒热、虚实之分。大抵四肢肿，腹不肿者，表也；四肢肿，腹亦肿者，里也。烦燥口渴，尿赤便闭，饮食喜冷，此属阳，水热也；不烦渴，大便自调，饮食喜热，此属阴，水寒也。先喘而后肿者，肾经聚水

---

① 镡（xín）：古代的一种兵器，似剑而小。

也；先肿而后喘，或但肿不喘者，胃经蓄水也。肾者胃之关，关闭则水积，然胃病而关亦闭矣。治胃者，五皮饮加减主之；治肾者，肾气丸加减主之。书所云："先喘后肿者，病在肺，而其本则在肾。"经云："诸痿喘呕，皆属于下是也。"若外感致病或专属肺经受邪，内伤致喘，未有不由于肾者也。凡目胞与足先肿者，水也；先腹大后四肢肿者，鼓胀也。水肿用五皮饮加减，鼓胀用和中丸加减，虚者白术丸。

五皮饮

治胃经聚水，乃通用之剂。大腹皮、黑豆汁洗，茯苓皮、陈皮、桑白皮各钱半，生姜皮八分，水煎服。腰以上肿，宜发汗，加紫苏、秦艽、荆芥、防风；腰以下肿，宜利小便，加赤小豆、赤苓、泽泻、车前、萆薢、防己。若大便不通，宜下之，加大黄、葶苈；腹中胀满，加萝卜子、厚朴、陈皮、麦芽、山楂；体虚者，加白术、人参、茯苓。不烦渴，饮食喜热，是阴水，加附子、干姜、肉桂；烦渴便秘者，是阳水，加连翘、黄柏、黄芩；挟痰者，加生姜、陈皮、法夏。先肿而后喘，或但肿不喘者，五皮饮照前加减；若先喘而后肿者，用理中汤健脾实胃，［理中汤见脾胃泄泻］或以金匮肾气丸温暖命门，或以六味加车前、牛膝，滋肾水清余热，庶收全功。

和中丸

治腹胀食积等症。

土炒白术四两　茯苓　砂仁各一两五钱　炒扁豆　陈皮　五谷虫炒黄色，各三两　法夏一两　面炒枳壳　炒神曲　炒麦芽　炒楂肉　姜炒香附　酒蒸丹参各二两［蛊胀者，中实有物，非虫即血，宜和中丸］

上为末，荷叶二枚，煎水为丸。每服二三钱。

六味地黄丸

熟地八两　山药　茯苓各四两　山茱三两　丹皮　泽泻各二两

炼蜜为丸，加熟附子二两，肉桂一两，名八味丸。

再加车前、牛膝各一两半，名金匮肾气丸。

白术丸

治气虚中满，兼治鼓症虚者。

土炒白术　茯苓　陈皮各二两　砂仁　神曲炒，各一两五钱　五谷虫漂净，炒黄色一①两

共②为末，用荷叶、老米煎水，叠为丸。每服三钱，开水送下。

鼓胀者，中空无物，气虚也，宜六君子汤并此方服之。［六君子汤，见上泄泻］

治水肿

用大鲤鱼一尾去鳞及肠脏，赤小豆一升，水两碗，煮熟

① 一：原脱，据光绪本卷三补。
② 共：原作“止”，据光绪本改。

饮汁。一顿食尽，当下利尽即瘥，并治妊娠水肿。

水肿胀满

赤尾鲤鱼约一斤重去鳞，破开去肠脏，不见水及盐，研生矾五钱，入腹内，大纸包裹，外以黄土泥包，放灶内煨熟，取出，去纸泥，送粥。食头者上消，食尾者下消，一日用尽，屡试屡验。

又方

治水臌，小便淋闭。

田螺四枚去壳，大蒜头五枚去衣，车前子三钱，研末。同捣为膏，作一饼，脐中贴药后，以手帕缚之，少刻，小便分利即效，且多换二三饼尤效。终身勿食螺蛳。[即下页消河饼]

又方

商陆根、葱白同捣，填脐中，小便利则肿自消，热水可用。阴寒水肿不宜。

水蛊腹大，摇动有声

赤小豆一碗，白茅根一把，水煮，食豆，以消为度。

又方

赤小豆半升煎水一大碗半，去豆，煮鲤鱼一只约一斤，去肠脏，食鱼饮汤，数日渐消，再服四君子汤及金匮肾气丸收效。

气臌

陈久大麦芽煎汤，服之渐消。

真水肿

用冬瓜一个挖开顶，去囊，塞入生大蒜一百头，仍盖好，以瓜置锅内蒸一炷[①]香久，取出放冷，将瓜中水频饮之，其水自小便利出，肿消而愈。

消水圣愈汤

治水第一方，然必两手脉浮迟，足趺阳脉浮而数，诊法丝毫不错，方能一服即验，五服全愈，否则不可轻用。

天雄制，一钱　牡桂去皮，二钱　细辛一钱　麻黄钱半　甘草一钱　生姜二钱　大枣二枚　知母三钱

水二钟半，先煎麻黄，吹去沫，次入诸药，煮八分服，日夜作三次服，汗出如虫行皮中即愈。水盛者加防己二钱。

附水肿效方

生金樱子根去粗皮一两半，吴风草原名鹿啣草[②]三钱，香困[③]极小团结者七枚，水煎，服之。一服，小便即通而肿愈。

丹房奇术

治肿胀，不用药，自去水。

巴豆研去油，四钱　水银粉二钱　硫黄生，一钱

上同研成饼，先用帛一片，布托脐上，次以饼掩之，

① 炷：原作“性”，据文义改。

② 鹿啣草：即鹿衔草。

③ 困：疑为“䐃（qūn）”，一种较小的菌类。存疑待考。

外帛缚。如人行二三里许，自然泻下恶水，待下三五次，去药，以粥补之。

久患者，隔日一取水，一药饼可救治三四人。

一方

治水蛊。

用生商陆根赤者，捣烂，贴于脐上，以帛缚定，水自小便出即效。

涂脐膏

治水肿，小便绝少。

地龙生研　朱苓　甘遂　针沙各五钱

上为末，擂葱涎调成膏，敷脐上约一寸，用绢帛束之，以小便多为度。

消河饼

治水肿鼓胀。

大田螺四个　大蒜五枚，去衣　车前子末三钱

上研成饼，贴脐中，以帛束之，水从便出，换二三次全愈。

单方

桑柴灰汁　桑柴灰水淋，取清汁煮赤小豆作粥，常服，大下水胀甚效。

鲤鱼　治水肿，脚满气急。

鲤鱼肉十两，葱白一把，麻子一升，取汁煮作羹，入

盐豉姜椒，空心食之。[盐宜少，或以生矾代]

冬瓜　水病初得，危急。

冬瓜不限多少，任食神效。或取汁服之，久病忌服。

青头鸭　治十种水病垂死。

青头鸭一[①]只，治如食法，和米并五味煮，令极熟作粥，空心食之。白鸭亦好，鸭头能利水而凉血也。

蝦蟆　治水肿蛊胀。

大蝦蟆一个，以缩砂七粒推入其口，使吞入腹，盛礶内，盐泥封固，炭火煅红，烟尽为度。候冷去泥，研为末，作一服。或酒或陈皮汤下，撒屁多效。

又方

癞蝦蟆二三枚，装雄猪肚内，酒煮一二时去蝦蟆，将肚与酒食尽，或撒屁，或下水自愈。

湿肿

土不胜湿也，六君子汤，见二[②]卷脾胃部，加以香附、砂仁主之。

发肿者皮不亮，手按成窟

脾经虚寒，危症也，用桂附理中汤，方见上，加黄芪二钱，升麻四分，早晚浓煎各一剂，服之数十日方效。[右关脉迟或细软]

---

① 一：原脱，据上下文补。
② 二：原作“一”，据前文改。

桂附理中汤

见阴寒腹痛。

胀

此症与肿相因者，宜以治肿之法治之。或内胀而外不肿者，治法稍异。

心腹胀满甚者，宜平胃散

苍术米泔浸，二钱　厚朴姜制　陈皮各一钱　炙草五分［平胃散］

姜枣煎服。

气郁，加麦芽、香附各二钱；伤食，加萝卜子、山楂、干姜；伤酒，加干葛三钱、砂仁一钱；痰多，加茯苓三钱；多呕，加半夏制、生甘各三钱；胸上脉不横通而胀，加木通、茜草、麦冬、瓜蒌仁、贝母；浊气在上，加柴胡、半夏、桔梗；心下痞满，加黄连、黄芩各一钱，干姜八分；腹痛因大便不通，再加大黄二钱；小便不通，合五苓饮。［五苓饮见土黄病］

若贴脐左右上下胀者，胀必兼痛，去苍术，加红花、桂枝、柴胡、当归、白芍。

若季胁两旁兼小腹胀痛，加柴胡、人参、半夏、桂枝、当归。

腹胀喜按

虚也，宜用附子理中汤、香砂六君子汤，加干姜主之。

二方俱见脾胃泄泻。

治食饱烦胀，但欲卧者

大麦面炒微香。每日滚水冲服十茶匙，自愈，日服二三次。

中满腹胀，一食不能再食

用猪血不着盐水者，漉[①]去水，晒干为末，酒调服之效。

臌症

多是气虚中满，误服枳壳宽胀之药所致。尿浊便秘，脉数有力，色紫黑，气粗厉，口渴饮冷，唇焦舌燥，多属于热；尿清便利，脉细无力，色光白，气短促，喜饮热汤，舌润口和多，属于寒。按之不痛，或时胀时减者为虚；按之愈痛，腹胀不减者为实。治法与胀症略同。

平胃散

见上，治臌症照上胀症加减。

血臌，加川芎、桃仁；虫臌，去甘草，加黄连、榧子、干姜，或并加服乌梅、川椒。

治气臌、水臌奇方

药难遇，宜备存。头生男胎脐粪一具，头生鸡子一

① 漉（lù 录）：过滤。

枚，将鸡子敲一孔，倾尽黄白，将胎粪填满壳内，用厚纸封好，候母鸡哺卵，一同哺二十一日足，将粪研极细末，预镟好沉香小木桶一个，将粪装入，上盖以水银一两养之，再用黄蜡封固桶口，常带身边，借人气养之。遇用时，倾出水银，以骨簪调粪，按男左女右点大眼角内，候平复如常，仍用调补之药收功。

鼓胀便方

取盖屋稻柴约二斤，煎汤倾盆内，先坐盆上薰，待汤温，频沃[①]其腹，小便随下黄水，如是两三次，永不复发。

又方

陈葫芦瓢一个，糯米酒数斤，放瓢于炭火上炙热，入酒浸之，如此三五次，将瓢烧存性，研末。每服三钱，黄酒下，效。

又方

雄猪肚一个洗净，入大蒜四两，煮烂，淡食五六个。忌盐酱醋，百日自消。

又

治鼓胀奇方。

黄牛粪三两男用雄女用雌，阴干，炒为末。每服一两，酒三碗，煎一碗，绢滤去渣，饮酒三服即愈。垂危者亦救，不可以污秽而忽之，并勿令病人知也。

---

① 沃：浸泡。

治气臌

白萝卜汁浸砂仁炒干连皮，连炒数次后，将砂仁为末，米末送下。每服一钱，数次即效。

十种鼓胀

用多年旧皮三钱瓦焙，为末。酒调服之，二三次即消而愈。

水病腹胀，四肢浮肿

黄瓜一个破开连子，以醋煮至烂，空心食之自效。

腹胀黄肿

葫芦不去子一个烧存性，饭后温酒下。不饮酒者，白滚水下，每服必一个。

治山岚瘴气

犀角　羚羊角　雄黄各一钱　麝香三分

共为末，水调服之神效。

凡饮食之内，俱宜用蒜，此避瘴之要味也。

治中瘴疠毒法

水煮犬肉，空心恣食，饮酒数杯，即去溲尿，其瘴渐退，盖犬肉能治瘴也。昔洞庭贺泽民按：云南之腾越等处染瘴疠，腰股发热，有监生①杀犬，煮而馈②之食即愈。

---

① 监生：明清两代称在国子监读书或取得进国子监读书资格的人。

② 馈：赠送。

虚劳论治，多由吐血而成

虚劳之症，大症也。固由真阴亏损，虚火烁金而然，而其始大半由于外感，感邪在肺，则作咳嗽，治失其宜，则咳不已，久咳则伤肺金，金伤不能生水，则肾水日枯，肾火日炽，上灼于肺，再复嗜色欲，受外邪以竭其水，而虚劳成矣。间有本元不足，思虑大过，而心血耗，心火旺，肾水干。肺金痿者，其受病不同，及其成功一也，此等症多见吐血痰涌，发热梦遗，经闭，以及肺痿肺疽，咽痛音哑，侧卧，传尸鬼注诸疾，唯在屏①弃一切，不近女色，调饮食，慎风寒，息嗔怒，静养二三年，服药可，不服药亦可，自然生机徐转，复其天和，非旦夕所能致效也。然既有症必有治，列方备择，仍在其人之能自养耳。

咳嗽初起，用止咳散见上，肺奇咳嗽加苏梗以散之，如或不已，变生虚热者，佐以团鱼丸川贝、知母、前胡、柴胡、杏仁各四钱，大团鱼约一斤者，去肠，上药与鱼同煮熟，取肉，连汁食之，将药滤渣，焙干为末，煮鱼骨汁为丸，如梧子大。麦冬汤下，日三服；若病势渐深，更佐以月华丸天冬、麦冬、生地、熟地、山药、百部各四两，炼蜜为丸，梧子大。日下三次，每服三钱，开水下；若吐血，先用四生丸，继用生地黄汤、逍遥散之类；元气虚，五味异功散；失血发热，用圣愈汤；如气血虚而发热，八珍汤、人参养荣汤均可；咽痛，用百药煎散；音

① 屏：通“摒”。

哑，用通音煎；如遗精，用秘精丸[①]；女人经闭，用泽兰汤；至五脏虚损，则补天大造丸。用药之法不过如斯而已，此症十存一二，其能存者，皆自养之功，非药力也。［吐血以下方，俱见后］

四生丸［血症俱详心部］

治热血妄行，而为吐衄。

生地、生荷叶、生柏叶、生艾叶各等分，同捣烂，如鸡子。每服一丸，水煎，去渣。

生地黄汤

治肾火烁金。

生地、牛膝、丹皮、黑山栀各一钱，元参、麦冬、白芍各钱半，郁金、三七、荷叶各七分，加陈墨汁、清童便各半杯，对服甚效。

逍遥散

治肝经血虚木郁。

柴胡　甘草　茯苓　白术　当归　白芍　丹皮　黑山栀各一钱　薄荷五分

五味异功散

治气虚，脾胃不足。

人参　土炒白术　茯苓各二钱　陈皮　炙草各八分

① 丸：原作“九”，据文义改。

八珍汤

人参　白术土炒，各二钱　茯苓钱半　炙草一钱　熟地三钱　当归二钱　酒芍钱半　川芎一钱［加黄芪二①钱，肉桂八分，名十全大补汤］

圣愈汤

治一切失血或血虚，烦渴燥热，睡卧不宁，五心烦热。即四物汤加黄芪、人参，比八珍汤尤佳。

人参养荣汤

治肝肺俱虚，发热恶寒，身体瘦倦，作泻等症。

生白芍二钱　人参　熟黄芪　当归　白术　熟地各钱半　炙草　茯苓　远志肉各七分　北五味　桂心　陈皮各四分

加干姜一片，枣肉二枚，比八珍汤更佳。

百药煎散

治咽痛。

百药煎五钱　硼砂钱半　甘草二钱

其为末。每用米饮调下二钱。

通音煎

治音哑。

白蜜一斤，川贝、款冬各三两，胡桃肉净十二两去皮研烂，上将川贝、款冬为末，四味和匀，饭上蒸熟。每用约

---

① 二：原脱，据光绪本补。

三四钱，开水送下，音即开。

秘精丸

理脾导湿，治浊固精。

白术　山药　茯神　茯苓　莲肉各二两　芡实四两　莲须　牡蛎各一两五钱　黄柏五钱　车前子三两

共为末，金樱膏为丸。

泽兰汤

治经闭，调血脉。

泽兰一钱　柏子仁　当归　白芍　熟地　牛膝　茺蔚子各钱半

补天大造丸

补五脏虚损。

人参二两　蜜黄芪　蒸白术各三两　炒枣仁　当归　山药　茯苓各一两半　枸杞　熟地各四两　河车一具

以鹿角一斤，龟板八两，熬膏和药，炼蜜为丸。[如无河车，或用麋茸俱可]

痨嗽

大白萝卜一个挖空，入白洋糖填满，盖好扎紧，取露水二三碗，煮极烂，露一夜，荡温，空心服甚效。

又方

治痨嗽，并一切弱症。

用鸡冠油一个，少加水于砂锅内，熬出油，去渣，入

白洋糖一二斤，熬匀，不拘时服，食数个自愈。斤似当作两。[后方须考定再列]

痨损喉癣

详喉症。

痨病吐血

天冬　麦冬去心　茯苓　川贝母去心，各一斤

水熬成膏，日服数匙效。

吐血痨

凡痨症，受补，能绝酒色并赌博之劳神等事，其命可保。白莲藕捣汁一斤，人乳、白蜜各四两，三味捣匀，以瓷瓶盛放，水锅内蒸一炷香。早晚服一盅，切忌饮茶。如渴，以藕煎汤化饮，静养自愈。

治痨症虚弱

骨蒸劳热，身体羸瘦，四肢酸软，精神困倦，腰脊疼痛，饮食不进及阴虚吐血，咳逆。枇杷叶洗净叶上毛，五六十片鲜者佳，干者亦可。如不咳嗽，不必用、大梨二个，深脐者佳，去皮切片用、白蜜半钟，先熬，滴水成珠，大便干燥者多加；便溏滑者不用、大枣半斤，或黑圆徽枣更佳、建莲肉四两，不必去皮，先将枇杷叶放铜锅内砂锅亦可，用河水多煎几滚，用绢沥清汁其煎过，叶弃之不用，后将梨、枣、莲、蜜和拌，放锅内

铺平，然后将所煎枇杷[①]叶清汁淹满略高些，盖好，煮半炷线香，翻转，再煮半炷香枣煮熟，乘热兹剥去皮，同入，瓷罐收贮，随意温热食，最益脏腑虚弱咳嗽者颇多。若不早治，肺若咳损难医，此方治咳嗽最效。如虚弱并咳嗽者，枇杷叶不用，只用河水同煮。咳嗽多痰者，加贝母细末一两，俟煮熟时入内，二三沸取起。若吐血，加藕节捣汁同煎。冬日多制，久收不坏，夏月少制，只可供一二日食。

治劳怯妙法

凡男女患一切劳怯，但有脉有神者，无不立效。上好箭头砂一两，透明雄黄五钱，二味共研细末，单层绵纸包固，选未曾行经十二三岁壮实童女，将药贴放童女脐内，用汗巾拴缚，一周时取下，秤药比前多重三钱余者更妙，即刻拴于病人脐上，先备人乳十余碗，候病者口干发燥，饮之渴止，乳亦止，然后解去脐上药，其病自去，再用补药调养，自全愈。

痨症喘急

用大鲫鱼一尾，以本人小便浸之，令呼吸入腹，约一时取出，将鱼包裹烧熟，去其脏腑，好肉吃尽，如是三次愈。

一切骨蒸劳热 [骨蒸并见妇科杂证]

用熟地、当归各三钱，川芎、芍药炒各二钱，用柳树

① 杷：原作“杷”，据文义改。

根酒炒二两，水二碗，煎七分，不拘时温服。

皮肤风湿麻木痹病

风湿麻木

当归　白芍　川芎　熟地　白术　荆芥　防风

煎服，酒引。

满身麻木

楝树子烧红，研末。每服三五钱，黄酒调下即止。

风瘫，腰腿、手足疼痛，不能起卧

老杨树虫蛀粪干、菊花连枝叶梗、桑木柴，先将房内地扫浮五尺宽二尺，取上三物铺匀，加火烧之，以地热为度，扫去灰烬，乘热喷黄酒于地，用干稻草铺上，又喷酒于草，再用稻草盖之，将病人脱尽衣裤卧于草上，以被盖暖，俟出透汗，缓缓去被，穿衣裤入密室，避风数日，行走如旧。

风痹及一切关节皮肤受风湿为患

大颗晚蚕砂二升炒热，布包二个，轮换熨之。

斑　疹

胃经邪热所化也。

初用葛根汤，见伤寒论治，加牛蒡子主之；次用三黄解毒汤，方见下。

甚则白虎汤、调胃承气汤，俱见伤寒论治。

三黄解毒汤

治胃火发斑，大渴大热。

黄芩、黄连、黄柏、黑山栀各钱半，火加犀角、元参、人中黄、大青各钱半，石膏六七钱，升麻一钱，名犀角大青汤。[必唇红口臭，尿赤便结]

治同前症，或兼咽喉不利。

身痒如虫行

多血虚。宜服大剂四物汤自效，或于汤略加黄芩煎水，调浮萍服之亦效，或兼用澡洗药。

又

蓝叶汁，主治风疹、丹毒。煮汤饮之，涂之俱佳。

澡洗药

治风燥身痒。

威灵仙　零陵香　茅香各半斤　干荷叶　藁本　藿香　白芷　甘松各四两

上剉细。每用四两，水一桶半，熬数沸，于房内沐浴，宜避风效。

蝉蜕散

治酒后身痒。

蝉蜕、薄荷各等分，为末。每二钱，酒水服。

瘾疹

俗谓之风丹。

石灰和酱水，涂之瘥，又芒硝水涂之亦可。

又方

丹鸡冠血涂之亦效。

又方

凌霄花为末，酒调。服一钱立效。余见《慈幼》丹毒，并详见痘疹。

瘙痒

治遍身瘙痒。

苍耳子约半斤，煎水，洗之效。

发热并潮热详《慈幼》

寒热往来

阴阳相争也，小柴胡汤主之，方见疟疾。

夜热

虚火也，四物汤，见心部诸血病，加丹皮、地骨皮、青蒿各钱半主之。余详《慈幼》。

华佗仙师降乩[①]辟疫方

玉清文昌大洞真经赦解

上十字，用黄纸长五寸阔一寸，姜汁开朱砂写贴门口可避。无论远近，铺居皆合，治疲[②]药方开列于左。

栀子二钱　牛蒡子二钱　黄芩二钱　桑白皮二钱　柴胡二钱　蓝根二钱　黄柏二钱　木香二钱　槟榔一钱五分　真青黛水飞，一次二钱，加带须生葱三条，同煎。症深者服二剂，浅者服一剂。此系良方，真可救急，远传广布，功德无量。

① 乩（jī 机）：占卜。

② 疲（fàn 饭）：恶心呕吐。

卷四　下身部

肾

天一之水，先天之本也，位北方故黑，其体常虚，处腰左右，介其中者，有命门火蒸化谷食，肾水充足，自多诞育，享大寿。凡夙夜宜劳，耄而不倦者，皆肾气之固也，好色之流，先竭肾水，丧其本矣。瞳神、下颏、两腰皆其部位，望气者觇[①]之。肾无表症，皆属于里。

肾主虚脉，左右尺常细软，其症为头痛，为耳鸣耳聋，为盗汗，为夜热，为咳嗽，为喘，为吐血，为腰痛，为腿酸足软，为目视无光，为大便秘结，为小便不禁，为戴阳，为久痢久疟。

肾无实症，肾之寒，肾之虚也，两尺脉必迟沉，其症为命门火衰，为不欲饮食，为鸡鸣泄泻，为天柱骨倒，为踡卧厥冷，为奔豚。

肾之热，水将涸也，伤寒门有之，两尺脉必沉数，或浮而空，舌黑无液，其症为口燥咽干，为目不明，为小便不利，为白浊，为小便出血，为大便秘。［此数症宜与伤寒论治参看］

---

① 觇（chān 搀）：观察。

膀胱

膀胱者，州都之官，津液藏焉，气化则能出矣，然肾气足则化，不足则不化。入气不化，则水归大肠而泄泻；出气不化，则闭塞下焦而有癃肿。

小便之利，膀胱主之，实肾气主之。伤寒传经之邪，每自膀胱入，一见太阳头痛，即宜发散，不使邪气入为诸经害，则膀胱为第一关矣。

膀胱为太阳腑，有表症，左尺脉必浮，其症为头痛，为项脊强，为身痛，四肢拘急，为发热，为恶寒无汗，为喘嗽。

膀胱之虚，肾气不化也，左尺脉必细沉，其症为小便不禁，为劳淋，为老淋。

膀胱之实，左尺脉必洪大，其症为气淋，为血淋，为关格，为膀胱气。

膀胱之寒，左尺脉必沉迟，其症为冷淋。

膀胱之热，左尺脉必数，其症为小便不通，为膏淋，为石淋，为便脓血，为发狂。

大肠

手阳明属腑，肾阴之窍，传道之官，受事于肠胃，而与肺金相表里，故肺气虚则肠若坠，而气为之陷；肠液少则肺亦燥，而鼻为之干，其呼吸甚密迩也。然肠口上接小肠，下通谷道，为诸脏泄气之门，启闭一失职，而诸职困矣。大肠无表症，皆属于里。

大肠虚者，气虚也，右尺脉必沉弱，其症为久痢，为脱肛。

大肠实者，胃实移热也，右尺脉必洪实，其症为便秘，为脏毒，为燥渴，谵语发狂，为肠痈。

大肠寒者，积冷也，右尺脉沉迟，其症为久痢，为便血。

大肠热者，右尺脉必数，其症为便血，为肠风，为脱肛。[肺经移热居多]

小肠

受盛之官，化物出焉，其上口即胃下口，水谷由此而入，其下口即大肠上口，此处泌别清浊。俾水液注入膀胱，滓秽流入大肠，是腑中之有鉴别者，故与心相表里，脉附于膀胱而在左尺。小肠无表证，皆属于里。

小肠虚，左尺脉必细软，其症为尿赤短，为腰痛。

小肠实，左尺脉必洪弦，其症为小肠气，为交肠。

小肠寒，左尺脉必迟，其症为咳嗽失气。

小肠热，左尺脉必数，其症为尿涩尿短。

腰　痛

肾气弱，小肠虚也，六味丸主之，亦有因于寒湿者，去湿而腰膝自利。六味丸见卷一耳聋。

腰痛效方

只须服一剂，痛止。

白术土炒，三两　芡实二两　苡仁三两

水三大碗，煎至半分，数次服。

兼治梦遗，亦只须服一剂。多则阳旺非所宜，常服六味地黄丸，方见首卷耳聋，加杜仲、续断主之。

猝然腰痛

用黑大豆一大碗，水拌炒热，布裹熨之即效。

腰痛难忍

用丝瓜烧灰存性，酒下二钱立止。

又方

丝瓜根烧存性研末。每服二钱，温酒下。

又

丝瓜子仁炒焦擂酒①服之，外以渣热敷之效。

腰痛

用刀豆壳烧灰，研末，冲酒服。

又方

猪腰一副去内筋膜，装破故纸、杜仲末，线扎好，将黑料豆三合，以猪腰子放豆中，比豆高一指，入盐两匙，煮四滚，闷一时，去药末。空心嚼食猪腰，三服即愈。［酒半

① 擂酒：指把中药放在钵中，和酒一起研磨。

杯，水一杯，同煮]

又方

雄猪肚一个洗净，入杜仲半斤，用线缝固，煮满连汤食尽即愈。

又方

菟丝酒制三两，杜仲姜汁炒一两，山药末，酒糊为丸。酒下五七十丸，名固阳丹，或加牛膝一两，酒浸五日，曝干。兼治腰疼膝冷俱效。

凡腰脚风湿寒虚痛

俱贴附子膏或万全膏，见《外科》。

腰痛伛偻不能步履

杜仲炒断丝、肉苁蓉酒洗，去鳞用、川巴戟、小茴、补骨脂、净青盐各等分，共研细末。再用羊腰子二个，将竹刀剖开，散药末在上，仍合住，外用熟面包好，微火煨熟，好酒送下。

治腰腿中湿冷疼痛，年久不愈

当归酒洗，钱半　川芎五分　熟地一钱　酒白芍一钱　牛膝去芦，焙，一钱　肉桂去粗皮，五分　防风五分　独活五分　石斛一钱，酒焙　广木香三分，片　白茯苓一钱　炙草三分　生姜一片

黄酒半钟，水一钟，同煎至八分。空心，温凉服。

肾着汤

治身体重，腰冷疼，不渴，小便利。

白术二钱半　干姜泡　赤苓各一钱半　甘草炙，五分

水煎服。

流湿兼用故纸、杜仲、川芎、肉桂之类温散之。忧思伤脾气，则用藿香、缩沙、豆蔻、丁香、沉香、木香之类调之。

挫闪腰痛

用神曲一块如拳大，火烧过红，淬，酒二大碗，饮之即愈。或以此吞青蛾丸妙。

又方

元胡索、当归、桂心、杜仲姜汁炒等分，为末。每二钱，温酒调下即安。或再加牛膝、桃仁、续断亦效。

导引法

理腰①背痛。

病人正东坐，收手抱心，一人于前搽蹑其两膝，一人后捧其头，牵令偃卧到地，三起三卧便瘥。

腰痛主肝肾

不可用黄芪等闭气之药，亦勿峻用凉药。

当归、川芎、牛膝、续断、元胡索，略加官桂去皮数

① 腰：原作“㬹”，误。

分，或腰肢痿弱，脚膝酸软，脉按无力，痛悠悠隐隐，不甚亦不已。

小便清，肾虚也，加熟地、沙苑蒺藜、山茱、五味、山药、鹿胶、菟丝、杜仲等药；小便黄，则用六味丸和前方。

风寒，脉弦紧，前方加羌活、秦艽、防风。

湿　热

脉缓，腰重，前方加苍术、白苓、泽泻。[前方即腰痛主肝肾方也]

瘀血痛　脉涩，转动若刀椎之刺。前方加桃仁、红花、苏木。痛甚加乳香、没药。

挫闪跌打　脉必实。前用瘀血方，加乌药、甘草、香附，合前方同煎服。

气滞痛　脉沉。前方加枳壳、乌药、陈皮、木香。

痰痛　前方加南星制、半夏，兼枳壳、乌药、香附等顺气。

青娥丸

治肾虚腰痛。

破故纸盐炒　杜仲姜炒，各四两　胡桃肉三十个

为末，生姜二两半，取汁，入炼蜜为丸。温酒下，或盐汤下五七十丸。

腰痛，发渴，便闭

是热，脉必洪数。

炒黑豆二合　甘草二钱　续断二钱　天麻钱半

腰胀

用八角茴香炒，为末，饭前酒服二钱。

腰脚风痛，不能践地

用松毛捣如泥一升，酒三升，浸七日。每饮一合，日二服。方内并用松节同浸尤效。并治腰膝酸疼，瘛节风[①]并中风，口眼歪斜。

肠痈［右尺脉洪实］

当脐而痛，尿数如淋。宜用丹皮、苡仁各五钱，瓜蒌钱半，桃仁十二粒，水煎服。［十斤牡丹皮散］

如大便秘，加大黄钱半，当归三钱。余详《外科》。

小腹痛

肝经病，癥瘕之气象也，宜用奔豚丸，方见下。［拒按摩有热者，去附桂，下条同］

奔豚丸

治小腹气结作疼。

川楝子一两　茯苓　橘核各两半　肉桂三钱　附子　吴

① 瘛节风：即历节风。

萸各五钱　荔枝核七钱　小茴香　木香各六钱

蜜为丸。或用十分之一，水煎服。

脐下有气动，曰奔豚，肾气上冲也，用前奔豚丸主之。

小腹坚大如盘，胸满，食不能消化

用酒曲末，滚水冲服一茶匙，一日三服愈。

膀胱气

左尺脉洪大，气结膀胱，少腹热，涩于小便也。

橘核盐酒炒，二两　小茴香　川楝子　桃仁　香附醋炒　山楂各一两　木香　红花各五钱

以神曲二两，打糊为丸。每服二三钱。［橘核丸兼治七疝］

小腹痛

用食盐炒热，布包熨之，冷即易。

又方

用妇人油头发烧灰存性，酒调。服三钱。

心疼，小腹疼，面指发青，乃阴症也

白鸽矢一大撮名左盘龙，研极细末。热酒一钟，搅匀澄清，顿服。［并详心腹］

急救阴腹痛方

礞二钱，研末。滚烧酒送下即愈。宜预将生黄豆，令病者嚼之，不知豆味者，即是阴症。

寒火相结，小腹疼痛

俗名阴寒。

枯白矾一大块，枣肉一大个，连须葱白三段，胡椒按病者岁数，一岁一粒，研用，男孩所吸之乳，合一处，共捣为丸。安放肚脐上，一炷香时痛止。忌生冷。

小肠气痛［左尺脉洪弦］

气滞下焦，脐下转痛，矢气则快也，橘核丸主之，见上膀胱气。

又方

用连蒂老丝瓜烧灰存性，研末。热酒调，服三钱，甚者，三服即止。或用胡桃一枚烧研，酒服亦效。

又方

牛蒡子根捣烂，酒冲，服之。

又

荔枝核、龙眼核各七个俱烧灰，大茴香二个炒，共为末。好酒调下。外用生姜二两，捣烂，敷肾即消。

又方

僵蚕盐炒、香附酒洗、小茴香盐洗各等分，为末。每服好酒送下一钱，连服数次即瘥。

心腹小肠痛，小肠疝气，血气疼痛，及产后一切疼痛并效方

此药能行能止。

五灵脂、蒲黄各等分，共研为末。或酒调，或醋熬成膏，再入水一钟，煎至七分，热服。或用醋糊为丸，童便亦可。[每服约三钱]

疝气

荔枝核、橘核、大茴香、青皮各等分炒黑，研末。每服一钱，酒调下。又方，大茴香炒热，作两布包，更换熨之。

又方

荔枝核四十九枚　陈皮九钱　硫黄四钱

共为细末，盐水打面糊为丸，如绿豆大。酒服九丸，良久再服，不过五六服，其效如神。

治偏坠疝气

元胡索　胡椒各一钱

为末。酒调，服之。

偏坠，七疝，肾囊肿，小腹疼极效方

龙眼核、荔枝核二味先捣碎，焙、小茴香各等分焙干，共为细末。每服一钱，空心用升麻煮酒送下，重者不过三服全愈。

又方

治七疝，用橘核丸，方见上小腹。

又方

陈皮　法夏　茯苓　甘草　泽泻　朱苓　白术　桂枝

小茴香　木通　金铃子

若寒甚者，加干姜、桂枝；热甚者，加黄柏、知母；小便如膏者，加石菖蒲、萆薢；气上冲者，去白术，加肉桂、吴萸、当归；囊肿如水晶，加苡仁、桑皮；痛不可忍者，恐瘀血为脓致溃，加桃仁、红花、乳香；筋缩者，加苡仁一两，木瓜二钱；顽麻不痛者，加槟榔、川芎；痒者，加刺蒺藜三钱。

肾子肿痛

用荔枝核烧灰存性，研末，酒冲服。每二钱效。

又方

牛屎烧灰，酒和敷之即愈。勿令病人知。

肾肿如斗

荔枝核、青橘皮、茴香各等分炒，研细末。酒服每二钱，日二服。

又方

雄黄一两　甘草一两　白矾二两

共为细末。每用一两，滚水五升，煎至三升，冲和洗患处良久，再暖洗至冷，候汗出即瘥。并治疝疼、肾子疼。

治疝灸法

于关元两旁，相去各三寸，青脉灸七壮即愈。左痛灸左，右痛灸右。

又

外陵穴在脐左右，各开一寸半，灸七壮立效，永不再发。

肾子偏坠作痛

热而睾丸舒纵也，柴胡疏肝汤主之，见上左胁痛。

又方

以大黄和醋涂之。

又方

五倍子一个，放食盐少许入内，火纸包定，以水浸湿，用文武火煨，存性为末，酒调服之效。

又方

丝瓜叶烧存性、鸡蛋壳灰各三钱，温酒服。

疝气偏坠。槐子用盐炒焦研为末。空心，冲酒服之。

又方

猪蹄壳烧灰加小茴香末，冲酒服。

又方

元胡索、胡椒各一钱，为末，酒调服。

又方

棉花子煮汤，入瓮，将肾囊坐入瓮口，俟汤冷，止一二次，散其冷气即止。

用橘核四十九粒阴阳瓦焙干，研末，黄酒冲服即效。

偏坠，诸药不愈者

蓖麻子每岁用一粒，研如泥，贴顶门，以绳缚两手中指合缝处，用艾如麦粒大，灸七壮，即时上去，除去蓖麻泥。

又方

水姜一大块，光粉一块等分，捣极烂，涂肾囊上，仰卧，以油纸衬好，勿污被褥。少刻大热，即勿动手，听其自落，涂两次即可断根，日久两肾子平复如常。

又方，隔年陈久丝瓜去皮，焙干，为末。每服三钱，陈酒下，四五次除根。

寒疝

喜热熨，两尺脉沉迟，用橘核丸，见上膀胱气，加肉桂、吴萸各一钱，用铁秤锤烧红，淬黄酒一碗，乘热服之甚效。

又方

用大茴香姜汁浸一宿，晒干、荔枝核打碎，盐水炒等分，研末。水煎服即愈，或作丸更佳。

治缩阴症

硫黄三钱，研末，冲酒服之，阳即出而愈。

阳痿

肝肾湿热，以致宗筋弛纵者。

唇燥，小便短赤，大便结，尺脉洪数，宜六味丸。

用生地方，见首卷耳聋，加黄柏、知母。

或用大补阴丸，方见首卷耳鸣耳聋。

如阳痿，因思虑惊恐，宜七福饮，方见心部惊悸，加桂、附、枸杞之类主之。

阳痿因命门火衰

精冷，尺脉弱，宜右归饮，见首卷项软。

若火不甚衰，因血气薄弱者，用左归饮。

熟地五钱　山药　枸杞各二钱　茯苓钱半　山茱　炙草各一钱

又方

蛇床子、五味子、菟丝子等分，为末，蜜丸，梧子大。每服三五十丸，温酒下，日三服。

又方

用蛇床子煎浓汤，浸洗。

又方

屋檐内麻雀蛋去壳，蛇床子炒，研，共捣为丸，如绿豆大。临事温酒吞服七丸效。

又方

母猪腹内子肠新瓦焙干，为末。每服一钱，烧酒一盅，每一料可管一月。

又方

雄蚕蛾研末。每酒下一钱效。

下阴肿痛

用丝瓜子一两擂如泥，热黄酒冲服。

又

肿如灯笼者。

用灶口黄土、苍术炒、牡蛎煅各等分，为末。用纱作袋，扑之甚效。余详《外科》。

囊湿痒

用麸炭、紫苏叶共为末，扑之。［余详《外科》］

又方

荷叶三个，加吴萸三钱，煎汤洗之。

又方

猪尿胞[1]火炙，以盐酒食之甚效。

又方

地骨皮二两，吴萸五钱，煎汤久久，熏洗三五次愈。

阳茎挺胀

龙胆草　柴胡　泽泻各一钱　木通　车前　赤苓　生地酒洗　当归酒洗　栀仁　黄芩　甘草各五分［龙胆泻肝汤］

空心服。

又方

甘草梢二两，黑豆半升，水浓煎。空心，每服一盅自愈。

肾漏

长硬不痿，精出，捏之则脆，痛如针刺。

---

① 尿胞：即膀胱。

补骨脂　韭子各一两

研末。每三钱，日三次，水煎服。

强中

精自出不止，阳坚强不倒，皆因过服房术及金石之药，或贪淫遏欲而成，若不急治，日久必发大痈而死。宜龙胆泻肝汤，或用生地、黄柏、知母各二钱，加生龙骨一钱，煎服，再服小柴胡汤，见疟疾。

大便秘者，加大黄钱半。

若胃虚食少者，宜封髓丹，黄柏、甘草梢各二钱，砂仁一钱去壳，煎服。

又方

荠苨[①]　大豆去皮　茯神　磁石煅，研　元参　石斛　花粉　地骨皮　熟地　鹿茸各一两　沉香　人参各五钱

猪肾一对，煮汁，和蜜为丸。空心，盐汤下三钱。［荠苨丸］龙胆泻肝汤，见上。

精滑，肢肿，食少

左关脉迟，心虚烦闷，坐卧不安，宜用温胆汤，方见下。

温胆汤

治胆气虚寒，梦遗精滑等症。

① 荠苨：原作“荠眉”，据《中医方剂大辞典》改。本段下同。

制半夏　陈皮　茯苓各钱半　熟地　熟枣仁各三钱　远志　五味子各一钱　枳实八分　炙草五分　生姜三片　枣一枚

水煎。

遗精

内热遗精。

用铁锈，冷水服三钱，三服效。

骨蒸遗精，用鳖甲醋炒，研末。空心，酒服三钱，多服断根。

白浊遗精，茎内无甚痛者，用莲肉、白块苓等分，为末。白汤下。

又

茯苓二两，研末，白蜡二两，溶化和丸，梧子大。早晚空心服，每二钱，治同上，忌鸡肉。［威喜丸］

小便遗精

莲子心二钱，为末，入辰砂一分。白滚汤下，数剂即愈。

下淋遗精

川萆薢一两，水一碗，大火煎半，临卧服之，其渣再煎，服之数次即好。

遗精日久，如水之漏

文蛤八个，白茯苓二两，白龙骨一两，各为末，米糊丸，如梧子大。每服七十丸，空心，淡盐汤下，临睡再服一次。

梦遗

或有梦或无梦，心肾不固也，用十补丸，见心部，加丹参、麦冬、车前各一两半。

又方

用阔布带将膝弯一只，或左或右，扣拌项颈上，令脚屈，睡醒解伸，左右更换，屈伸而睡自止。

又方

用五倍子一两二钱，醋调为丸如大黑豆样，点灯后，用一丸填脐内，以小万应膏盖之，日间取下，亦可不拘何项膏药，俱可用。每夜换一丸，近十日方换膏药，尽料全愈。[二方并用尤佳]

才睡即泄 [左寸脉必弱]

用龙骨、韭子各二钱，为末。空心，酒调服。

又方

治无梦遗精。

韭子一两，炒

研末。每二钱，酒调，空心服。并治白浊、盗汗，神不守舍，合眼即遗，用养心汤，见心部。

梦泄遗尿

韭菜子一杯，糯米二碗，水一大碗，煮粥，分三次服。或用韭子，每日空心生吞三十粒，盐汤下。

夜梦遗精

鸡肫子肉皮瓦上焙干，研末。空心，冲酒服。

又方

韭菜子研末，早晨冲酒服。

又方

雄猪肚一个洗净，杜仲半斤，用线缝固，煮烂去药，连汤食尽即愈。又治腰疼神效。

淋　病

忌发汗。汗之便血，亦不宜补气血，惟行滞气，疏小便，解邪热，滋肾清心而已。

石淋

下如沙石也。

滑石二两四钱　甘草四钱　琥珀三钱

共研细末。每服二三钱。

又方

用石竹花，为末。酒服一茶匙，一日三服。

气淋

气热，水道阻塞，脐下胀痛。

用假苏散，荆芥、陈皮、香附、炒麦芽、瞿麦、木通、赤苓各二钱，[以上二条皆膀胱实症，左尺脉必洪大] 并用熨法，见二便。

热淋、血淋

心热也。

生地、车前草叶各三钱。煎服立效。

又方

干柿三枚烧灰存性，研末。陈米煎汤下。

血淋

用生地四物汤，见心部诸血，加红花、桃仁、花蕊石。

血淋日久，用白冬瓜。每日熟食两三饭碗，食七日即愈。

膏淋

滴液如膏也，萆薢分清饮主之，方见下。

一切淋证

用何首乌、蒲公英、金银花各三钱，白术堇花六七朵，煲水，冲酒服。

又方

韭菜捣汁冲酒，空心饮，再以韭菜汤洗阴茎效。

又方

船底青苔煎水，服效。

又方

苎麻根煎服。

又方

白扁豆根煎水，服皆效。

又方

牛膝一两，加乳香一钱，煎水，连服数剂即安。如梦遗失精，则不可服。

热淋涩痛

膀胱实症，左尺脉必洪大。

用干柿[①]饼一个，灯心三十条。水煎，日饮数次。

又方

白茅根半斤，水三碗，煎二碗。待冷饮之，一日三服。

又方

马齿苋捣汁，服之甚效，并治瘫淋。

又方

用蜀葵花根洗，剉，水煎五七沸，服之神效。

若淋血，加车前一钱，同煎服。

老淋

老人思色，精不出而内败膀胱。虚症，右尺脉细沉，大小便牵痛如淋，宜用萆薢分清饮，方见下，去黄柏，加菟丝、远志以去其精，再服六味地黄丸，方见卷一耳聋。［并治诸淋］

① 柿：原脱，据光绪本补。

萆薢分清饮

治心移热于膀胱，而为赤浊者。

萆薢二钱　炒黄柏　石菖蒲各五分　茯苓　白术各一钱　莲子心七分　丹参　车前子各钱半

劳淋

劳力辛苦，气虚不化也，补中益气汤主之，方见下大便脱肛。

如不效，加肉桂八分。

冷淋

寒气坚凝水道，肢冷喜热也，金匮肾气丸主之，即八味地黄丸，见耳聋，加车前、牛膝各二两。

赤浊

心移热于膀胱，宜用萆薢分清饮，方见上。

又方

益母草茎叶、子皆可用，取汁一盏，汤火温。空心，服数次，其效亦如神。

白浊方

荞麦炒焦，为末，鸡蛋白和丸，如梧子大。每服五十丸，盐汤下，一日三服。

又方

陈冬瓜仁炒焦，为末。每日空心服五钱，米汤送下，不拘男女皆可治。

又方

朱苓二钱，泽泻二钱，茯苓二钱，丹皮一钱，加灯草七条，煎服。

又方

生白果十枚擂水，服二三次。

关　格

二便不通，极危急

韭地中蚯蚓泥捣，和水澄清，饮之即愈。

又方

大麦藁烧灰，冷水调服。

二便关格不通

用皂角烧灰，研末。粥饮送下三钱立通。

又方

葱半斤，麝香五分，熨脐上，分冷暖，轮流熨。

又

以葱煎水，薰，大便即通。

又方

急用桐子一个，先将蒂头磨，或酒或水，暖热饮之即通。如通不止，即将桐油子嘴头磨，或酒或水，暖热饮之即止，神效。

又

食盐炒热，候冷，填脐中，艾灸七壮立通。

小便不通

左尺脉数，渴则热在上焦，用导赤散，加山栀、黄芩，见下；若不渴则热在下焦，用滋肾丸，见下小便不利。

又方

大便闭，同治。

用旧麦草帽一顶，煎水，饮之立通。

又方

田螺肉六个，葱头二钱，冰片一分，三味共搥烂，敷脐上立效。

又方

用莴苣菜捣敷脐下，一二时即通，其效如神。

又方

用五苓饮，方见周身部黄病。

又方

用蚯蚓五七条，研烂，投入凉水一碗，搅匀，澄清去泥渣，饮下立通。此物性咸寒，大解热毒，垂死者无不效。

又

腹胀如鼓，危急垂死，百药不效者。用凤眼草即臭梧桐子、皂角各四两，水煎六七沸，加麝少许，倾入瓷坛内，将玉茎入坛口熏半炷香时，使药气入窍即通，极效。

又方

取活蟋蟀二只杵烂，开水过下，干者研碎，服。

又方

独头蒜一枚，栀子三七枚，盐花少许，共捣烂，摊纸上，贴脐良久，通即去之。如未通，涂阴囊上即通。

又方

生地、麦冬各二钱，赤芍、车前、木通各一钱，甘草梢八分，为利水要药。[导赤散]

如服不效，加升麻五分于方内，有奇功，极有神效。余与下页小便急胀同治。

小便不利

水少也。用黄柏盐水炒、知母盐酒炒各二两，肉桂一钱，炼蜜为丸。[滋肾丸]

若右寸脉数者，火热烁金而化源窒，用黄芩清肺饮，见卷一鼻赤，加淡豆豉三钱，盐一钱。

老少尿床

白纸一张，铺于身下，待遗尿在上，取出晒干，烧灰，冲酒服。

又方

糠火煨番薯。每早空心食之，十次效。

小便不时

用雄鸡尾毛烧灰，研末。水酒服一茶匙。

又方

白果十四枚，七生七熟，兼而食之。

夜多小便

用燕子窝泥，取下烧红，淬开水服。

又方

益智仁二十四个，为末，盐五分，水煎服。

睡着遗尿

用牡蛎、炮附、五味各一两，鹿茸一两，肉苁蓉二两，鸡膍胵[①]、桑螵蛸各五钱，菟丝二两，为丸。猪胞[②]炙碎，煎汤下。亦治小便过多者，与上老少尿床同治。

小便黄浊或赤色，不可概作热症

若形气虚弱，左尺脉沉迟，盖中气不足，尿色为之变，又肾不化气，所以短少赤浊。轻则补中益气汤，见大便脱肛；重则用举元煎，人参、炙黄芪各三五钱，炙草一二钱，白术一二钱，升麻炒五七分，加熟附子一二钱，肉桂一钱，服数十剂乃效。［举元煎］勿杂用清利之药为要。

小便赤短

水不胜火也。

用生地、牛膝、丹皮、黑栀子各一钱，麦冬、白芍各

---

① 鸡膍（bì 必）胵：即鸡内金。

② 猪胞：即猪脬，猪的膀胱。

钱半，郁金、三七、荷叶各七分，加陈墨汁、清童便各半杯，冲服。

若左尺沉迟或细软，皆宜用补中益气汤，加肉桂数分。

尿涩而痛

湿热壅滞于小肠也，用导赤散主之，见下热闭。左尺脉数，心气遗热于膀胱也。

用阿胶一钱，丹参、生地各二钱，黑山栀、血余、丹皮、麦冬、当归各八分。与下尿管塞痛同治。

小便滴沥，或有或无

用大蒜一个纸包煨熟，露一夜。空心，新汲水调下。

小便尿血

有血不痛，为尿血，属心火。

阿胶一钱　丹参　生地各二钱　黑山栀　血余　丹皮　麦冬　当归各八分［阿胶散］

又方

乌梅烧灰存性，研末，醋糊为丸。每服四十丸，黄酒送下。

又方

人指甲五分，头发一钱五分，烧灰，研末。每次服一钱，空心，酒下。

又方

紫菀一两，煎服立效。

又方

镜面草俗呼螺蛳眼捣汁。无灰酒[①]下之，或用淡豆豉煎汤服。

又方

白芷、当归等分，煎服。

热闭，小便不通

导赤散。麦冬、生地各三钱，木通一钱，车前、赤苓各钱半，竹叶十片，甘草四分。

又方

芒硝一钱，研细末。以龙眼肉包之，细嚼咽下立愈。

又方

猪胆连汁一个，开一孔，笼住阴头一二时，汁入即通。

小便急胀不通

用盐汤探吐，再以葱炒，热熨小腹。

又方

杏仁七枚去皮尖，炒黄，研末。宋汤化服。

又方

葱白连叶捣烂入蜜调，合包外肾上即通。

① 无灰酒：不放石灰的酒。

又方

金针菜煎水，多饮亦通。

又方

土狗子一个瓦上焙干，研末。黄酒送下立通。

又方

葱白三斤切，炒，帕盛二个，更换熨小腹上，气通即便。

以上二条与上页小便不通同治。

尿管塞痛

用牛膝一两，好酒浓煎，服之。

又方

甘草梢五钱，水煎服，数次即可立愈，与上尿涩同治。

小便不禁

膀胱虚，左尺脉必弱，肾气不约也，十补丸主之，方见心部健忘。

又方

用补骨脂、茴香等分，研末，入蜜为丸服。

又方

番薯煨熟一个，每早当点心食之，半月效，糠火煨尤效。[二方并治夜尿多]

此症有肝气热，阴挺失职者，左关必洪数，用逍遥散主之，见卷二心血。

小便频数

每日夜百余次，彻晓不寐，三日后，形体枯瘦，一服减半，再服又减，三服全愈。

用乌药切片，生晒，研末、益智仁去壳，盐水微炒，研末各四两，用饭杵为丸，如绿豆大。每服三钱，米饮送下，日时三服，三次小便即止。至如常，则可不必服。［膀胱虚寒，左尺脉沉迟，缩泉丸］

老年小便闭塞

用上桂五钱，为末，纳入脐中，用葱和面作饼，盖之，扎好，小便立通。

后阴大便

便秘

属气欲下不下，脉沉数，能食，属阳结，调气为主，蒺藜、枣仁、当归、火麻仁、杏仁各钱半，枳壳、木香、槟榔各八分，即蒺藜、枣仁二味亦妙。

若能食而小便赤涩者，加熟地、大黄、枳实、白芍，煎服之。

粪燥结

血不足，肠燥干裂，脉沉迟，不能食，属阴结，润血为主，当归、桃仁、麻仁、琐阳、肉苁蓉、蒺藜、枣仁各二钱，即当归、白蜜二味亦妙。

又方

六味丸，见卷一耳聋，加白蜜、胡桃亦效。

更有年高血少，尤宜生津润燥，或加参、芪，切记破气损液。

又方

芦荟三钱，麦冬去心五钱，生蜜二匙，黑脂麻去皮五钱，捣丸，如绿豆大。每服三钱，老弱者二钱，半日通润。

大便不通

用麝香包肚脐内，一二时即通。

又方

黄蜡三四分，服之即通。三日内勿食鸡。

又方

生蜜一大杯，元明粉三钱，开水调服，不伤脾胃。

产妇及虚弱人，风闭不通，难用行药者

以松子仁二钱去皮，研烂，酒一钟。冲滚水服之最妙。

虚闭，左右尺沉弱，不可下，用六味丸，见卷一耳聋，加白蜜、胡桃主之。

大便闭

谵语发狂，液涸也，用大承气汤，见伤寒论治。

又方

猪胆汁灌入肛门即通，余详《慈幼集览》。

便闭，谵语发狂，胃有燥矢也，先用小承气汤。如不效，大承气汤主之，俱见伤寒。实火闭，右尺脉洪实。

便血

右寸脉数，肺与大肠相表里，火迫血行也，用芍药甘草汤，见下条，再加生地、丹皮各二钱，黄芩、地榆各一钱。

又

臭椿树皮根东行者三钱，皂角一钱，侧柏叶一钱，小竹叶一钱，地榆炒黑一钱，水煎温服。重者不过三服，无不即愈。

便血

口燥唇焦，右寸脉数，肺与大肠相表里，火迫血行也，芍药甘草汤，方见后，痛加生地二钱，丹皮钱半，黄芩一钱。

又方

用大萝卜皮、荷叶二味烧灰存性、炒蒲黄等分，为末。每服米饮调一钱，神效。

又方

鲜枸杞根煎浓汁。每服一盏，少加酒，食前温服效，或专食蜜炙萝卜亦妙。

又方

苎麻根煎汤服亦效。

又方

以赤小豆炖烂，拌红砂糖服立愈。

又方

槐角、地榆各五钱，共煲精猪肉，食数次即效。

又方

用生槐米七月初开花如米粒者足四两，大生地二两铜刀切碎，同槐米炒黄，去生地不用，再将槐米研细，猪大肠近头一尺，洗净，将槐米末尽灌肠内，文火慢煨两个时辰，烂捣如泥，再添余剩槐米末为丸，如不足，另加槐米末数钱亦可。每早开水送下三四钱。

又方

猪血炒或羊血炒，食。

又方

极老苦荬花[①]阴干一大把，煎水二碗。空心服即愈。

芍药甘草汤

芍药三钱，甘草炙钱半，水煎，加酒一匙。

大便下血不止

乌梅肉两半　僵蚕一两

共为末，醋糊为丸，如桐子大。每服四五十丸，淡醋

① 苦荬（mǎi 买）花：即苣荬花。

汤送下。

肠风下血而腹不痛

用豆腐未曾入袋滤浆者，取来安锅内，炒黄色至可研末为度，血紫者，白糖调三钱；血红者，黄砂糖调三钱。俱清早服，每日三服，神效。

又方

用清魂散。

黑荆芥三钱，当归五钱。

又

青州柿饼三个用火烧成炭为末。滚水调服即好。并治脏毒，不可与蟹同食。

又方

用大荸荠十余个不去皮，黑豆一酒杯，黄糖一二钱同煎。连汤吃二三次即愈。

又方

用蜜炙萝卜，任意食之。

又方

用粗草纸烧灰，砂糖拌匀，开水服。

卒泻鲜血

用小苏叶根捣汁，温服一升。

脏毒下血

用苦楝子炒黄为末，炼蜜为丸，如梧子大。每服二十九丸，空心，米汤下。

又

有下如鱼脑，如豆汁者。用芍药甘草汤，芍药三钱，甘草钱半，加木香七分，陈皮一钱。

粪前下血

用石榴皮醋炙，研末。每服二钱，用茄梗煎汤下。

粪后下血

右关脉弱，脾不统血也，用六君子汤，见脾胃，加归身、芍药各二钱。

又方

白鸡冠花并子炒，煎服效。

又方

棉花核炒燥，去壳取仁约三钱。沸汤送下立效。

又方

艾叶、生姜煎浓。服三合。

如右尺脉弱，肢冷喜热者，寒在大肠也，附子理中汤，见中风，加当归二钱，芍药二钱。

便下脓血

用乌梅一两去核烧过，为末。每服二钱，茶调下，立止即愈。

痔疮见《外科》

脱肛

气虚下陷也，右关脉细软，宜用补中益气汤。

黄芪钱半　土炒白术　人参　当归　炙草各一钱　升麻　柴胡各三分　陈皮五分　生姜一片　大枣三枚

水煎服。加荷叶一钱，多服尤效。

又方

治脱肛难收，掀肿而痛，大肠有火。

用黄连二钱，黄芩、黄柏、黑山栀各钱半。[三①黄解毒汤] 此方非右尺洪数，内火毒热盛者不可轻用，余详《外科》。

交肠

阴阳拂逆，大小肠交也，五苓饮主之，见黄疸。

脚　气

勿用参、芪、升麻等药，宜从下散，不宜引上也。

凡脚气，多在劳苦之人，烦痛，发热恶寒，状类伤寒，但始必起于脚膝酸软为异。湿乃脚气主病，北方地燥亦有之者，以伤厚味，湿热下注而成，南方湿伤脾胃，外感风、寒、暑、湿，湿郁成热，湿热相搏，气不行则痛，

① 三：原书漫漶不清，据《中医方剂大辞典》改。

血不行则肿。又必察其足肿，赤肿[①]者为湿热；黄白肿者为寒湿。又肿者为湿脚气；不肿者为干脚气。脚气壅疾也，喜通恶塞，宜抉壅汤，用苍术、苡仁、木瓜、牛膝、川芎、羌活、独活、木通、防风。热加黄柏，寒加桂。

一禁补气，但不可破气；二禁湿热，亦不可大香燥；三禁升发；四禁汤洗；五禁饱食；六禁坐立湿地；七禁湿衣；八禁嗔怒；九禁大语；十禁纵怒。

脚气能令人死，红肿如云，根自足起，上升入心，则呕吐而死。脚气冲心，死中求生，用八味丸，丹皮、泽泻、茯苓各三两，炮附、桂心各二两，山萸、山药各四两，熟地八两，蜜丸。每服五钱。

脚气肿痛

取蓖麻叶蒸裹，日三易即瘥。

又方

苡仁和郁李仁作粥，常服良。

又

桑枝煎茶，常饮之。

又方

黑豆一钟　甘草一钱

煎浓汁，饮之，兼治脚气冲心。

---

① 肿：原作“种”，据文义改。

寒湿脚气简便方

苡仁作粥，食之。

又方

赤小豆和鲤鱼煮食亦可。

又方

金银藤、闹阳花、二蚕砂[①]各四两，垂杨柳枝七寸长的二十一条，熬水熏洗。

又方

麸皮醋蒸，分二布包，熨之，互易，至汗出为妙。

又方

广胶、葱、姜各半斤，捣汁留用，又将好酒糟约二盏，或用米醋二碗，和陈槽装细绢，滤取汁二盏，同葱、姜汁及广胶熬成膏，布摊贴之，即止痛消肿愈。

又方

白矾二两，地浆水十大碗，新杉木皮数片，煎六七滚，用新杉木桶盛一半浸脚，留一半徐徐添入，上以衣被围身，使略有微汗，洗完随饮薄粥。

如一次未愈，照洗两次，加硫黄三钱，无不愈矣。

腿疼脚气

苎蔴管用木梳将粗皮渣滓梳净，只存丝筋用四两悬起，自下

① 二蚕砂：原作“二蚕炒”，即夏季收集二眠至三眠时蚕排出的粪便。据清·陈杰《回生集》改。

往上用火燎焦存性，研极细末。用好酒二大碗，煎热，随人酒量饮之，身上盖暖，脚下用烧热砖踏之，则药力下行，以腿上出汗，脚心出粘汗为度即愈。

脚气，两胫红肿

用凤仙花叶、枸杞叶同煎，浓汤洗，再将二味生捣汁，敷之。

又

寒湿脚气方。

花椒一两，葱一大把，姜三大片，水数碗，煎汤熏洗，肿消痛止。

又

治脚气水肿。用鲤鱼及鳗鱼作脍，食之，鲫鱼、鲮鱼[①]亦佳。

又

取自己尿或童尿，令暖，盛桶浸两脚，勿泄气。

脚气灸法

取足十指，名曰气端，去指甲一分，日灸三壮，神效。

又

脚气，速灸风市及三里穴，以泻毒气。

膝肿，以雷火针刺三里穴，肿如失。

---

① 鲮（líng 灵）鱼：古代一种味道鲜美的鱼。

风市二穴在膝上外廉①五寸

三里二穴在膝下三寸陷中，骱骨②外廉，两筋肉分间

脚气脚汗

用萝卜煎浓汤，洗数次即愈。

脚汗不止

用白矾煎水，洗之。

又方

杨花铺鞋内及袜内，穿之。

腿酸足软

血不营筋也，宜用八珍汤。

党参　白术土炒　熟地　当归各二钱　茯苓　酒芍各钱半　川芎　炙草各一钱

加黄芪三钱，肉桂八分，名十全大补汤。

脚软

乃肾虚也，宜杜仲一两，寸断去丝，半酒半水，共一中碗，煎服。数剂调理保中，而脚则日强自愈。

软瘫

用桦皮，烧灰为末。每服二钱，酒下，久服自效。

---

① 外廉：外侧。本节下同。

② 骱（héng 横）骨：指胫骨上部。

以上三症，俱宜贴大附子膏方见《外科》

腿足麻木

用木瓜一个，黄豆半升，地骨皮、透骨草、艾叶、川椒、槐条各二两，煎汤熏洗最效。余见手足部。

腿常病论

膝属脾肾肝，凡人逸则痿软无力，真病之形；劳则痛如针刺，邪火之象，脉洪数有力，皆肝肾阴虚火盛所致，宜六味丸，加牛膝、车前、芍药，不可疑其风痰，而用发散药也。

雷火针法

治一切腿痛。

乳香、官桂、血蝎、丁香、麝香各六分，杏仁一分四厘，蕲艾一两，木香六分，沉香四钱，檀香四钱，各为粗末，卷纸捻如大指粗，用油蘸点着乌灭[1]，照穴道，以布盖肉上针之。

凡腿痛者，可依方以治其症。

痿躄

两足弱不能行，痿而不痛，治宜独取阳明。阳明者五脏六腑之海，主润宗筋，束骨节，利机关。阳明虚，则宗筋不能受水谷之气而布化，则五脏无所禀无所养而痿躄，

---

① 乌灭：乌同“呜”。借指吹灭。

作若用辛热温药及蒸炙等法，立危，宜虎潜丸。痿症多属于热，以此为主。

黄柏盐酒炒　知母盐酒炒　熟地各二两　虎胫骨酥炙，四两　锁阳酒润　当归酒洗，各两半　牛膝酒蒸　白芍酒炒　陈皮盐水炒，各二两

羯羊肉煮烂，捣为丸。每服三钱，盐汤下。

凡痿症，以虎潜丸为主，而足所以能健步者在于骨，以肾为筋骨痿躄症之总司也，故又宜用四筋丸，木瓜、肉苁蓉、牛膝、鹿茸、熟地、五味子、菟丝各等分为末，炼蜜为丸，如桐子大。每服五十丸，温酒米饮随下。

一痿症，服前丸，若气虚多痰，间服六君子汤，见脾胃，加黄柏、苍术、紫菀各一钱。

一瘦黑人痿症，血虚多火，宜间服六味丸，见卷一耳聋，加黄柏、苍术。

肥白人痿症，痰多气虚，宜间服当归补血汤，黄芪二两，当归二钱，加竹沥、姜汁各半杯。

骨痿

何首乌九制一斤，牛膝酒洗蒸半斤，共研，炼蜜为丸。每服五钱，酒送下。

又

五加皮酿酒服，或水煎，如茶饮之久，自效。

湿热下流，两脚麻木痿弱

或如火烙之热。

苍术泔浸，六两　黄柏酒炒，四两　牛膝二两

共为末，面糊和丸，梧子大。姜汤下五七十丸，或加当归尾酒洗、萆薢、防己、龟板酥炙各一两五钱，亦效。［三妙丸］

足肚后跟

足肚酸痛

足大肠膀胱病也，宜羌活、蔓荆、柴、苏、防风之类。

足后跟痛

系阴虚。

生地　熟地　当归　人参　黄芪各二钱［圣愈汤］

水煎，加酒半杯，对服。

校注后记

《内科摘录》清代文晟撰。成书于道光庚戌年(1850)，全书载录详细，涉及内、外、耳、鼻、喉、口腔等多种临床病证。全书按照人体部位进行分类叙述，辨证准确，诊治得当，用药奇验。书中偏方验方尤为丰富。若按书中所载进行辨证施治，均可屡获奇验。当时学者对本书给予了高度评价："倘能家有其书，则无论何处之医，为庸为良，庸则可免其误人，良则可增其卓识。"足见本书在当时流传甚远，影响甚大，具有极高的临床实用价值。

此次对该书进行整理研究，具有一定的史料价值和学术价值。笔者将本次研究情况略述如下。

一、版本情况

通过对《中国中医古籍总目》《中医图书联合目录》《中国医籍考》及《清国史》等现有相关目录学著作、网络资源检索及国内各图书馆馆藏目录的考证、调查，《内科摘录》现存版本列述如下：

1. 清同治四年乙丑（1865）萍乡文氏延庆堂刻本。

2. 清光绪十一年乙酉（1885）刻本京江文成堂藏板。

3. 清光绪三十三年丁未（1907）刻本太原诚槐堂藏板。

4.《六种新编》本。

《六种新编》乃清代医学丛书，又名《萍乡文氏所刻医书六种》《萍乡文延庆堂六种新编》或《医方十种汇编》，包括《内科摘录》《外科摘录》《慈幼便览》《增订达生编》《偏方补遗》《药性摘录》六种。据查，《六种新编》存有如下版本：①清同治三年甲子（1864）刻本；②清同治四年乙丑（1865）、十一年壬申（1872）萍乡文氏延庆堂刻本维杨述古堂藏板；③清同治十一年壬申（1872）上海千顷堂刻本；④清同治十二年癸酉（1873）京江文成堂刻本；⑤清同治十二年癸酉（1873）余庆堂刻本；⑥清光绪十一年乙酉（1885）京江文成堂藏板；⑦清光绪十六年庚寅（1890）文氏延庆堂刻本。

其中，清同治十一年壬申（1872）上海千顷堂刻本遍寻未见。结合实际情况，本次调研的主要版本为中国中医科学院图书馆所藏清同治四年萍乡文氏延庆堂刻本、上海图书馆所藏清同治十一年维杨述古堂《六种新编》刻本和南京图书馆所藏清光绪十一年京江文成堂《医方十种汇编》刻本。

此次整理选用较早的清同治四年乙丑（1865）萍乡文氏延庆堂刻本（简称“同治本”）为底本。该本刊印较早，保存完好，印刷精美，行款为：半页10行25字，小字双行39字。四周双边，有界行，单鱼尾，白口。以清光绪十一年（1872）京江文成堂《医方十种汇编》本（简称

“光绪本”）为主校本。

二、作者生平

文晟（？—1859），字叔来，谥号壮烈，生年未详。江西萍乡县城花庙前人，为清代词人文廷式的祖父。咸丰三年（1853），文晟以“广东第一等清官”被授予惠州知府。咸丰九年（1859），太平天国军攻克惠州，文晟率军巷战数日，浴血奋战，最终壮烈牺牲。后被清廷追封为壮烈公，将他的英勇之举刻于东平公社碑之上，供后人瞻仰，并建立专祠以纪念这位高风亮节的一代名臣。

文晟不仅是一位英勇善战的将领，还是一位躬行实践的医家。他勤学苦读，手不释卷，精于岐黄之术，尤其致力于医学普及与医书校刊的研究。文晟在刻苦钻研古人经验之余，大量摘取古代医籍中各科证治及方药，编为通俗读本，以飨百姓。有《内科摘录》《外科摘录》《慈幼便览》《增订达生编》《偏方补遗》《药性摘录》（上六书又名《六种新编》）《妇科杂证》《本草饮食谱》等医学著作皆刊行于世。其著述通俗易懂，妇孺皆知，书中载明药性，不致妄施，即使乡村之地亦可按症择方，获益良多。清代文学家汪鼎曾高度评价文晟为“济世良医，用药如神”。

本书抄校者文星瑞，字树臣，江西萍乡人，文晟之子，近代词人文廷式之父。清道光年间举人。曾官广东高要县令、广东邦办军务，官至廉州知府。著有《啸剑山房诗草》等。

三、学术价值

1. 注重辨证，简明易懂

本书虽非鸿篇巨作，然本书尤重辨证，按照人体部位分类叙述，辨证明确，清晰易懂，按书中所载辨证施治，屡获奇验，“转相流传，几于家置一编”。当时学者给予高度评价“倘能家有其书，则无论何处之医，为庸为良，庸则可免其误人，良则可增其卓识”。

2. 奇方验方，古为今用

本书收录了众多行之有效的古代名方和奇方秘方，同时在古方的基础上，作者不盲目随从，结合个人经验，创制出经久不衰的临床验方，如治疗时邪感冒的加味香苏饮等，极大地丰富了现代方剂学的内容。

总 书 目

医　经

内经博议

内经提要

内经精要

医经津渡

素灵微蕴

难经直解

内经评文灵枢

内经评文素问

内经素问校证

灵素节要浅注

素问灵枢类纂约注

清儒《内经》校记五种

勿听子俗解八十一难经

黄帝内经素问详注直讲全集

基础理论

运气商

运气易览

医学寻源

医学阶梯

医学辨正

病机纂要

脏腑性鉴

校注病机赋

内经运气病释

松菊堂医学溯源

脏腑证治图说人镜经

脏腑图书症治要言合璧

伤寒金匮

伤寒考

伤寒大白

伤寒分经

伤寒正宗

伤寒寻源

伤寒折衷

伤寒经注

伤寒指归

伤寒指掌

伤寒选录

伤寒绪论

伤寒源流

伤寒撮要

伤寒缵论

医宗承启

桑韩笔语

伤寒正医录

伤寒全生集

伤寒论证辨

伤寒论纲目

伤寒论直解

伤寒论类方

伤寒论特解

伤寒论集注（徐赤）

伤寒论集注（熊寿试）

伤寒微旨论

伤寒溯源集

订正医圣全集

伤寒启蒙集稿

伤寒尚论辨似

伤寒兼证析义

张卿子伤寒论

金匮要略正义

金匮要略直解

高注金匮要略

伤寒论大方图解

伤寒论辨证广注

伤寒活人指掌图

张仲景金匮要略

伤寒六书纂要辨疑

伤寒六经辨证治法

伤寒类书活人总括

张仲景伤寒原文点精

伤寒活人指掌补注辨疑

诊　　法

脉微

玉函经

外诊法

舌鉴辨正

医学辑要

脉义简摩

脉诀汇辨

脉学辑要

脉经直指

脉理正义

脉理存真

脉理宗经

脉镜须知

察病指南

崔真人脉诀

四诊脉鉴大全

删注脉诀规正

图注脉诀辨真

脉诀刊误集解

重订诊家直诀

人元脉影归指图说

脉诀指掌病式图说

脉学注释汇参证治

针灸推拿

针灸节要

针灸全生

针灸逢源

备急灸法

神灸经纶

传悟灵济录

小儿推拿广意

小儿推拿秘诀

太乙神针心法

杨敬斋针灸全书

本　　草

药征
药鉴
药镜
本草汇
本草便
法古录
食品集
上医本草
山居本草
长沙药解
本经经释
本经疏证
本草分经
本草正义
本草汇笺
本草汇纂
本草发明
本草发挥
本草约言
本草求原
本草明览
本草详节
本草洞诠
本草真诠
本草通玄
本草集要
本草辑要
本草纂要
识病捷法
药性提要
药征续编
药性纂要
药品化义
药理近考
食物本草
食鉴本草
炮炙全书
分类草药性
本经序疏要
本经续疏证
本草经解要
青囊药性赋
分部本草妙用
本草二十四品
本草经疏辑要
本草乘雅半偈
生草药性备要
芷园臆草题药
类经证治本草
神农本草经赞
神农本经会通
神农本经校注
药性分类主治
艺林汇考饮食篇
本草纲目易知录
汤液本草经雅正
新刊药性要略大全

淑景堂改订注释寒热温平药性赋

方　书

医便

卫生编

袖珍方

仁术便览

古方汇精

圣济总录

众妙仙方

李氏医鉴

医方丛话

医方约说

医方便览

乾坤生意

悬袖便方

救急易方

程氏释方

集古良方

摄生总论

摄生秘剖

辨症良方

活人心法（朱权）

卫生家宝方

见心斋药录

寿世简便集

医方大成论

医方考绳愆

鸡峰普济方

饲鹤亭集方

临症经验方

思济堂方书

济世碎金方

揣摩有得集

亟斋急应奇方

乾坤生意秘韫

简易普济良方

内外验方秘传

名方类证医书大全

新编南北经验医方大成

临证综合

医级

医悟

丹台玉案

玉机辨症

古今医诗

本草权度

弄丸心法

医林绳墨

医学碎金

医学粹精

医宗备要

医宗宝镜

医宗撮精

医经小学

医垒元戎

证治要义

松厓医径

扁鹊心书

素仙简要
慎斋遗书
折肱漫录
济众新编
丹溪心法附余
方氏脉症正宗
世医通变要法
医林绳墨大全
医林纂要探源
普济内外全书
医方一盘珠全集
医林口谱六治秘书

温　病

伤暑论
温证指归
瘟疫发源
医寄伏阴论
温热论笺正
温热病指南集
寒瘟条辨摘要

内　科

医镜
内科摘录
证因通考
解围元薮
燥气总论
医法征验录
医略十三篇
琅嬛青囊要
医林类证集要
林氏活人录汇编
罗太无口授三法
芷园素社痎疟论疏

女　科

广生编
仁寿镜
树蕙编
女科指掌
女科撮要
广嗣全诀
广嗣要语
广嗣须知
孕育玄机
妇科玉尺
妇科百辨
妇科良方
妇科备考
妇科宝案
妇科指归
求嗣指源
坤元是保
坤中之要
祈嗣真诠
种子心法
济阴近编
济阴宝筏
秘传女科

秘珍济阴
黄氏女科
女科万金方
彤园妇人科
女科百效全书
叶氏女科证治
妇科秘兰全书
宋氏女科撮要
茅氏女科秘方
节斋公胎产医案
秘传内府经验女科

儿　科

婴儿论
幼科折衷
幼科指归
全幼心鉴
保婴全方
保婴撮要
活幼口议
活幼心书
小儿病源方论
幼科医学指南
痘疹活幼心法
新刻幼科百效全书
补要袖珍小儿方论
儿科推拿摘要辨症指南

外　科

大河外科
外科真诠
枕藏外科
外科明隐集
外科集验方
外证医案汇编
外科百效全书
外科活人定本
外科秘授著要
疮疡经验全书
外科心法真验指掌
片石居疡科治法辑要

伤　科

正骨范
接骨全书
跌打大全
全身骨图考正
伤科方书六种

眼　科

目经大成
目科捷径
眼科启明
眼科要旨
眼科阐微
眼科集成
眼科纂要
银海指南
明目神验方
银海精微补

医理折衷目科

证治准绳眼科

鸿飞集论眼科

眼科开光易简秘本

眼科正宗原机启微

咽喉口齿

咽喉论

咽喉秘集

喉科心法

喉科杓指

喉科枕秘

喉科秘钥

咽喉经验秘传

养　　生

易筋经

山居四要

寿世新编

厚生训纂

修龄要指

香奁润色

养生四要

养生类纂

神仙服饵

尊生要旨

黄庭内景五脏六腑补泻图

医案医话医论

纪恩录

胃气论

北行日记

李翁医记

两都医案

医案梦记

医源经旨

沈氏医案

易氏医按

高氏医案

温氏医案

鲁峰医案

赖氏脉案

瞻山医案

旧德堂医案

医论三十篇

医学穷源集

吴门治验录

沈芊绿医案

诊余举隅录

得心集医案

程原仲医案

心太平轩医案

东皋草堂医案

冰壑老人医案

芷园臆草存案

陆氏三世医验

罗谦甫治验案

临证医案笔记

丁授堂先生医案

张梦庐先生医案

养性轩临证医案

养新堂医论读本

祝茹穹先生医印

谦益斋外科医案

太医局诸科程文格

古今医家经论汇编

莲斋医意立斋案疏

医　　史

医学读书志

医学读书附志

综　　合

元汇医镜

平法寓言

寿芝医略

杏苑生春

医林正印

医法青篇

医学五则

医学汇函

医学集成（刘仕廉）

医学集成（傅滋）

医学辩害

医经允中

医钞类编

证治合参

宝命真诠

活人心法（刘以仁）

家藏蒙筌

心印绀珠经

雪潭居医约

嵩厓尊生书

医书汇参辑成

罗氏会约医镜

罗浩医书二种

景岳全书发挥

寿身小补家藏

胡文焕医书三种

铁如意轩医书四种

脉药联珠药性食物考

汉阳叶氏丛刻医集二种